Katrina Raphaell:
Heilen mit Kristallen

Die therapeutische Anwendung von Kristallen und Edelsteinen

Aus dem Amerikanischen von Bettine Braun

Mit zahlreichen, zum Teil farbigen Abbildungen

Knaur

Inhalt

Teil II
Die Meister-Kristalle

Teil III
Varia

Die Autorin

Katrina Raphaell hat über sechzehn Jahre lang intensiv mit den Heilkünsten des Neuen Zeitalters gearbeitet. Sie hat Berufserfahrung als Krankenschwester, Lehrerin und Praktizierende auf dem Gebiet Massagetherapie und anderen verwandten Heilweisen. Als Leiterin der Gesundheitsfürsorge in einem Rehabilitationszentrum für Drogen- und Alkoholabhängige hatte sie die Gelegenheit, ihr Wissen über Ernährungsfragen, Kräuterkunde, Hydrotherapie, Yoga, Meditationstechniken, Kinäsiologie, über die Anwendung von Blütenessenzen, Homöopathie und zahlreiche andere Formen natürlicher Therapien anzuwenden.

Durch ihre Studien und ihre therapeutische Arbeit wurde Katrina Raphaell immer mehr bewußt, wie oft körperliche Krankheiten mit geistigen und emotionalen Störungen verbunden sind. Als sie die Welt der Kristalle entdeckte, fand sie einen Weg, die Licht- und Farbenergien zu nutzen, um Harmonie in den subtileren Aspekten unseres Wesens, im Emotionalen, Geistigen, Unbewußten und Spirituellen, zu schaffen. Durch die Anwendung des Wissens, das sie in ihren persönlichen Meditationen gewonnen hatte, konnte sie immer mehr unmittelbare Erfahrungen sammeln, wie man die Lichtkräfte im Mineralreich nutzt, um sich selbst und anderen dadurch Wohlbefinden zu vermitteln.

Um ihr Wissen einem größeren Kreis von Menschen zugänglich zu machen, schrieb Katrina Raphaell 1985 das

Buch *Crystal Enlightenment* (*Wissende Kristalle*, Interlaken 1986), das eine Quintessenz ihrer persönlichen Erfahrungen, ihrer Arbeit mit Klienten und ihrer Forschungen darstellt. Ihre Bücher sind Teil eines heiligen Wissens darüber, wie man Kristalle und Edelsteine zum Heilen und zur Bewußtseinserweiterung verwendet. Um die Kunst des Heilens mit Kristallen zu verbreiten, eröffnete Katrina Raphaell in Taos, New Mexico, die Crystal Academy of Advanced Healing Arts, in der intensive Seminare und vertiefende Studienkurse geboten werden. Die Crystal Academy beschäftigt sich auch mit dem Sammeln weiterer Informationen und der Forschung über die noch unentdeckten Eigenschaften von Kristallen. In ihrer Heimat finden Katrina Raphaells Vorträge ein interessiertes Publikum, und durch die Übersetzungen ihrer Bücher in andere Sprachen ergaben sich häufige Einladungen zu internationalen Workshops und Konferenzen.

Vorwort

Die Kraft der Kristalle wirkt auf uns; das kann man nicht leugnen. Sie werden heute überall auf der Welt für vielerlei Zwecke verwendet. Speicherchips, das »Herz« der Computer, die uns ins technologische Zeitalter führen, bestehen unter anderem aus Siliciumdioxid: Quarz. Ultraschallanlagen, Oszillatoren zum Senden und Empfangen von Radiowellen in elektronischen Anlagen, Impulsgeneratoren, Resonatoren, Stabilisatoren von Schwingungen, Kondensatoren, die einen Schwingkreis bilden, um Energie zu erzeugen oder zu übertragen – alle brauchen Quarz, damit sie funktionieren. Kristalle und Edelsteine werden zweifellos immer wichtiger. Das Wissen um ihre uralten, aber auch futuristischen Kräfte wird uns jetzt nach Tausenden von Jahren wieder zugänglich – für das persönliche Wachstum wie auch für die Weiterentwicklung unseres Planeten.

Vor dem Jahre 1980 wußte man wenig über die esoterischen und heilkräftigen Aspekte der Kristalle und über ihre ursprüngliche Verwendung in alten Kulturen. Inzwischen finden jedoch immer mehr Menschen Zugang zu den vielfältigen Aspekten der Wirkung, der Fähigkeiten und des Gebrauchs von Kristallen, und sie lassen sich intensiv dazu führen, diese Kristalle für ihre persönliche Weiterentwicklung und zu Heilzwecken zu verwenden. Mein Rat an jene Menschen, die im Grunde schon ein inneres Wissen über die Kristalle haben, ist der, ihre Intuition einzusetzen, um zu den Quellen dieser phänomenalen Welt des Lichtes vorzudringen und wahrzunehmen, was sich auf dem Prüfstein ihrer Seele als wahr erweist. Die Informationen, die ich in meinem Buch *Wissende Kristalle* und hier weitergebe, habe ich in den letzten zehn Jahren bei meiner Arbeit und Forschung persönlich erfahren, erspürt, mitgeteilt bekommen. Doch Sie müssen Ihre eigenen Erfahrungen machen. Eine persönliche Begegnung mit Kristallen und eine Entfaltung ihrer Kräfte hängt von der Bereitschaft jedes einzelnen ab, immer wieder einmal ganz ruhig dazusitzen, still zu werden, den Geist von allem Überflüssigen zu reinigen, das Herz zu öffnen und die Einsichten aufzunehmen, die ihm dann sicher zuteil werden.

Kristalle und Edelsteine sind reine Manifestationen in materieller Form und verschiedenen farbigen Lichtfrequenzen. Sie symbolisieren die Wirklichkeit von Reinheit, Dauerhaftigkeit und Schönheit, die Realität des göttlichen Gesetzes und der spirituellen Vollkommenheit. Sie kommen in dieser Zeitenwende zu uns, um uns zu lehren, wie wir die volle Kraft unserer eigenen inneren Strahlung zu aktivieren vermögen. Die Kristalle können uns als wichtige Werkzeuge dienen, um uns von den Wunden früherer Leben zu heilen, da sie unseren Geist im gegenwärtigen Augenblick mit Frieden zu erfüllen instande sind. Dann gelingt es, die Kraft des höheren Selbst bewußt mit dem unendlichen Geist der Schöpfung zu verbinden, von dem aller Reichtum, aller Überfluß und alle Glückseligkeit im Himmel und auf Erden herrühren.

Die achtziger und neunziger Jahre unseres Jahrhunderts sind eine wichtige Übergangsphase in der Geschichte der Erde. Wir befinden uns alle in einem Wandlungsprozeß. Kristalle und Edelsteine sind ein wichtiger Teil der persönlichen und planetarischen Initiationen, die jetzt geschehen und zu unserer Heilung und unserem Wachstum beitragen. Die Arbeit, die mit Hilfe von Kristallen getan wird, wirkt sich immer mehr in jedem Aspekt unseres Lebens aus und wird wahre Erkenntnis in der medizinischen Welt bewirken. Heute schon werden Kristalle zur Laserchirurgie verwendet. Noch vor nicht allzu langer Zeit bezweifelte man in der westlichen Welt die Möglichkeit der Akupunktur und der Wirkungen feinstofflicher Energie, bis man eines Besseren belehrt wurde. Das Heilen mit Kristallen erlebt nun eine Wiedergeburt und wird sich schicksalhaft als sehr wirkungsvoller Weg des Heilens nicht nur für den Körper, sondern auch zur Linderung geistiger und seelischer Leiden, aus denen physische Störungen entspringen, erweisen.

Wenn das Licht, die Farbfrequenz und die Energieströme der Kristalle in die Aura des Menschen eindringen, lösen sich die Schatten des Zweifels im Geist auf, die Fesseln der Angst werden vom Herzen genommen, und der Körper wird befreit, um seine harmonische Verbindung mit dem Geist zu manifestieren.

Dieses Buch ist dazu bestimmt, dem Laien wie dem Heilkundigen die nötigen Informationen zu geben, damit die Heilkraft der Kristalle und Edelsteine Teil des persönlichen Lebens wie der Heilpraxis werden kann. Es werden sehr spezielle fortgeschrittene Techniken und Therapien vermittelt, die den Leser in die Lage versetzen, sich bewußt mit der inneren Quelle der Weisheit zu verbinden und Zugang zu starken Licht- und Energiekräften zu finden, um Selbstheilung zu erlangen. Das wird es uns ermöglichen, dem höheren Selbst in unserem Leben wahreren Ausdruck zu verleihen.

Es ist faszinierend und erfüllt mich mit Hoffnung, wie

viele Menschen schon unbewußt oder bewußt die Intensität und die Möglichkeiten des Heilens mit Kristallen kennen. Urerinnerungen aus alter Zeit werden enthüllt in dem Maß, wie persönliche Forschung und individuelle Erfahrung mit Kristallen und Edelsteinen die Basis für lebendiges Wissen bilden. Es hat eine sehr inspirierende Wirkung, daß die Lichtkräfte durch sie kristallisiert und materialisiert werden, damit man sie aktiv im eigenen Leben zu zahlreichen Zwecken verwenden kann.

Die Empfänglichkeit der Leser für das, was ich in meinem Buch *Wissende Kristalle* sagte, war ein positiver Hinweis dafür, daß viele Menschen wirklich Zugang zu diesem Wissen haben und daß wir gemeinsam durch das Medium der Kristalle eine Entwicklung hin zum Licht erleben. Die Kraft der Kristalle wächst immer noch und wird weiterhin wachsen, während wir die Schwelle zum goldenen Zeitalter des Wissens überschreiten. Im Grunde sind Kristalle und Edelsteine für uns Lehrer und Führer, da sie das Licht, die Quelle der Schöpfung, so ungetrübt widerspiegeln und verkörpern.

Für mich sind Kristalle die letzte Sprosse auf der langen Leiter der hochentwickelten Heilkünste. Sie sind die Endphase in der Entwicklung der reinen Heilenergie, die letztlich zu dem führt, was man gemeinhin als »Wunder« bezeichnet. Es ist jedoch sehr wichtig, bei der Arbeit mit Kristallen zu erkennen, daß sie trotz ihrer Schönheit und Anziehungskraft auch nur Werkzeuge sind. Wir dürfen ihnen nicht mehr Macht verleihen als uns selbst, da wir sonst die Lektion, die wir durch sie zu lernen hätten, aus dem Auge verlieren. Nicht die Kristalle sind »es«, das Licht ist es, wir sind es! Um Kristalle sinnvoll und ihrem eigentlichen Zweck entsprechend zu nutzen, muß man lernen, als eigentliches Ziel die Fähigkeit zu sehen, unser inneres Licht und unsere inneren Erkenntnisse zu nutzen und darin zu wachsen. Kristalle sind wirkkräftige Instrumente, die uns die richtige Richtung weisen können, damit wir unser inneres Licht anrufen und sich entfalten lassen, uns mit ihm verbinden und es ausstrahlen, jenes Licht, das sie so rein aufnehmen und weitergeben.

Dieses Buch ist all jenen gewidmet, die sich mit dem darin vermittelten Wissen indentifizieren können. Es ist für die Kristallheiler geschrieben, die mutig vorwärtsschreiten, aber ebenso auch für jene Menschen, die der Heilung bedürfen. Es ist für ihre Kinder und für die Erde geschrieben. Was ich auf den folgenden Seiten zu vermitteln versuche, bleibt immer offen für eine Überprüfung durch eine höhere Wahrheit, die durch persönliche Erfahrung zugänglich wird. Ich bete darum und lenke mein Bewußtsein darauf, daß die hier vermittelten Erkenntnisse nur für positive Zwecke benutzt werden und viele Menschen dadurch leichter Zugang zu ihrem eigenen innersten Kern der Wahrheit und der Kraft finden.

Katrina Raphaell

TEIL I

Die weiterentwickelte Praxis des Heilens mit Kristallen

Kapitel 1

Heilen mit Kristallen

In meinem Buch *Wissende Kristalle* sind die Heileigenschaften vieler Kristalle und Edelsteine beschrieben. Es wurden grundlegende Informationen über Techniken des Kristallheilens sowie vielfältige Arten des Auflegens gegeben. Eine große Zahl von Menschen setzt diese Erkenntnisse inzwischen in die Praxis um; und es ist nun wohl an der Zeit, spezielle fortgeschrittene Techniken mitzuteilen, die bei der Kristallbehandlung angewendet werden können, damit Energien in Fluß kommen. Hier soll darüber gesprochen werden, was man in möglichen Zweifelsfällen zu tun hat, wie man mit der Quelle in Berührung kommt, eine spirituelle Perspektive gewinnt, die eigentlichen Ursachen der Krankheit erkennt und sie neutralisieren kann; wie man weiter die mit ihnen verbundenen Lektionen lernen, wie man loslassen, weitergehen, eine Höherentwicklung erreichen kann.
Die in diesem Buch beschriebenen therapeutischen Vorgänge habe ich mir in vielen Jahren der Praxis des Kristallheilens erarbeitet und weiterentwickelt. Viele der bestehenden Therapien sind in sich geschlossene, vollständige theoretische und praktische Systeme (zum Beispiel Reinkarnationstherapie und Exorzismus). Auf sie wird in diesem Buch in Zusammenhang mit der Kunst und Praxis des Kristallheilens Bezug genommen. Die Wirksamkeit jeder Therapie wird erhöht und die Heilenergie vertieft, wenn man in Verbindung mit ihr Kristalle verwendet. Ich möchte dem Leser empfehlen, wei-

tere persönliche Forschungen in allen Bereichen, mit denen er nicht vertraut ist, anzustellen, um sich ein abgerundetes Wissen über alle in Frage kommenden Themen zu verschaffen. Ich darf Sie mit diesen Techniken vertraut machen und Sie bitten, sich mit Ihrem eigenen inneren Licht und den Energien der Kristalle und Edelsteine in Einklang zu bringen, bevor Sie sie benutzen.

Die Kunst des Kristallheilens birgt eine Verantwortung, der man sich bewußt werden und die man voll übernehmen muß, bevor man beginnt, praktisch mit anderen Menschen zu arbeiten. Es kann viel Schaden angerichtet werden durch Menschen, die sich der Kraft nicht bewußt sind, welche ausgelöst wird, wenn Kristalle und Edelsteine mit dem elektromagnetischen Feld des Menschen in Berührung gebracht werden. Bei der Anwendung der Kristalle geschehen viele subtile und deutliche Veränderungen, auf die man vorbereitet sein muß und mit denen man umzugehen verstehen sollte. Die Aura des Menschen wird, wenn das Licht in sie eindringt, das von den Edelsteinen ausstrahlt, auf jeden anderen Seinsaspekt eine unmittelbare Wirkung ausüben. Das Bewußtsein wird erhöht, der Körper gerät in einen Zustand der Hypersensibilität; und wenn die richtige Vorgehensweise angewendet wird, kann sogar spirituelle Energie in den physischen Leib integriert werden, wodurch Wunderheilungen möglich sind. Wenn man sich der Kräfte, mit denen man dabei zu tun hat, nicht ganz bewußt ist oder falsch mit ihnen umgeht, können ernsthafte Störungen und seelische Verletzlichkeit die Folge sein, und ungerichtete Energien können mehr Schaden als Nutzen anrichten. Durch richtige Anwendung der spezifischen therapeutischen Techniken, die auf den folgenden Sei-

ten beschrieben werden, kann die Wirkung der Kristalle und Edelsteine nutzbar gemacht und ihre Energie zum Heilen und zur Höherentwicklung eingesetzt werden.
Kristallheilen ist eine fortschrittliche Kunst. Sie umfaßt die Möglichkeit, eine vollkommene Heilung der geistigen, emotionalen, physischen und spirituellen Daseinsebenen zu bewirken. Die Ausübung des Kristallheilens macht es möglich, sich zu lösen und Gott wirken zu lassen. Es ist der Augenblick, in dem das Herz auf die Botschaften der Seele lauscht, eine Zeit, in der man sich tief und vertrauensvoll ins innere Selbst fallenläßt. Kristallheilung wendet sich an die höchsten Licht- und Farbenergien, die auf die feinstofflichen Ebenen des Menschenwesens einwirken. Wenn diese energetischen Interaktionen geschehen, kann man Zugang zum tiefsten Wesenskern eines Menschen gewinnen. Dann wird es möglich, zu erkennen, daß wir die Realitäten unseres Lebens selbst geschaffen haben. Wenn wir verstehen, warum wir die äußeren Umstände, in denen wir leben, selbst angezogen haben und worin die unschätzbaren spirituellen Lektionen unserer Lebensereignisse bestehen, können wir vollständige Verantwortung für uns selbst übernehmen und unser Leben in einer Weise gestalten, die wir frei gewählt haben. Innerer Frieden und Ichstärke sind natürliche Seinsweisen für einen Menschen, der in Harmonie mit dem Selbst lebt und der den manchmal verborgenen Sinn der Ereignisse versteht, die sein Leben prägen. Dann ist es nicht mehr nötig, die Rolle des Opfers zu spielen, des Beherrschten, des Machtlosen, des Gefangenen des Lebens.
Die Kunst der Kristallbehandlung erfordert eine unbeirrbare geistige Konzentration und die Fähigkeit, die persönlichen Probleme loszulassen, um sich vollständig auf

den einzustimmen, mit dem man gerade arbeitet. Wenn man eine Kristallheilung an sich erfährt, können die Blockierungen im mentalen und emotionalen Körper ins Bewußtsein gehoben werden, wodurch man in die Lage kommt, sie aus einer höheren Perspektive zu betrachten. Kristallheilungen sind dazu bestimmt, mehr Licht und Kraft in die Aura zu ziehen, da das natürliche Licht von den Steinen reflektiert und seine Energie vervielfältigt wird. Das erleichtert einen tieferen Einblick in die krankmachenden Faktoren und die persönlichen karmischen Muster, die auf Lebensereignisse bestimmend wirken können. Damit ist es möglich, zu bewußter Einsicht zu gelangen, vollständige Zyklen zu erleben, das Karma zu bereinigen, unschätzbare Lernschritte zu tun und zu vollständiger Ichstärke zu gelangen.
Die Kristalle und Edelsteine, die auf die Lebenszentren des Körpers gelegt werden, reflektieren Kräfte und erzeugen Kräfte, welche die Aura erleuchten. Durch eine transparent gemachte und gereinigte Aura werden die Chakras aktiviert, und man kann bewußten Kontakt zu den tiefsten, reinsten Aspekten des Selbst erlangen. Wenn die Schwingungsfrequenz der Aura sich erhöht, werden alle mentalen, emotionalen oder unbewußten Energien, die auf einer niedrigeren Frequenz schwingen, deutlich vor Geist und Herz stehen, um gereinigt, geheilt und verwandelt zu werden. Durch die verstärkten Licht- und Heilschwingungen der Edelsteine in Verbindung mit den in diesem Buch beschriebenen Therapieformen ist es möglich, das Selbstbild positiv umzuwandeln. Indem man überholte Glaubenssysteme ablegt und Haltungen sowie Lebenseinstellungen revidiert, können innere Harmonie und Frieden entstehen. Auf der Grundlage des persönlichen inneren Friedens kann

durch die Zufriedenheit, die wir ausstrahlen, auch Veränderung in der Außenwelt geschehen. Die physische Welt wird dann unsere innere Verfassung widerspiegeln und manifestieren.

Kapitel 2

Vorbereitung

Bevor man eine Kristallbehandlung beginnt, sollte man seine Gedanken ordnen, sich konzentrieren und die Aufmerksamkeit auf die Kristalle und Edelsteine lenken, mit denen man arbeiten wird. Ehe der Klient kommt, setze man sich nieder, seine Edelsteine vor sich, und atme tief und lang. Vielleicht hält man in der linken Hand einen Amethyst, der die Intuitionskraft erhöht, oder man legt seinen bevorzugten Meditationskristall auf das dritte Auge oder das Herzchakra. Dann sollte man es zulassen, daß der Geist dem Fluß des Atems folgt, sollte mit jedem Ausatmen die eigenen Sorgen und Kümmernisse loslassen und beim Einatmen visualisieren, wie mehr Licht und Energie ins Bewußtsein und in den Körper fließen. Man sollte sich an seine persönlichen Quellen der Heilkraft wenden, wenn man sich darauf vorbereitet, sich auf den Patienten einzustellen und mit der Kraft der Edelsteine zu arbeiten. Folgenden Spruch wiederhole ich, bevor ich eine Kristallheilung beginne:

> Ich rufe das Licht der großen weißen Bruderschaft an.
> Ich rufe das Licht der großen Sonne im Mittelpunkt an.
> Ich rufe das Licht meines ewigen Seins an.
> Ich rufe das Licht des Unendlichen an.

Nachdem ich diesen Spruch wenigstens dreimal wiederholt habe, fühle ich mich gereinigt und bereit zu beginnen. (Das ist auch ein Gebet um Kraft und Schutz, das man zu jeder anderen Zeit sprechen kann.)

Wenn man sich auf diese Weise konzentriert und einstimmt, bevor man mit der Arbeit beginnt, bereitet man sich nicht nur darauf vor, mit den zur Verfügung stehenden Kräften zu arbeiten, sondern unterstützt auch die eigene Fähigkeit, die persönlichen Probleme loszulassen, um sich mit ganzem Bewußtsein in die Gegenwart zu stellen. Das ist die ideale Möglichkeit, in einen Zustand aktiver Meditation zu gelangen, die Fähigkeit zu klarem Denken und zu klarer Wahrnehmung zu erhöhen und bei vollem Bewußtsein zu sein, während man physisch tätig ist.

Der äußere Rahmen

Vor und nach jeder Kristall-Heilungssitzung sollte man nicht nur die Kristalle und Edelsteine, die man benutzt, reinigen und wieder aufladen, sondern auch die Atmosphäre von seelischen Störfeldern befreien, die sich vielleicht angesammelt haben. Es gibt verschiedene Möglichkeiten, um das zu erreichen.
Am besten ist es, die Fenster und Türen zu öffnen und Frischluft zirkulieren zu lassen. Eine wirksame Methode besteht auch darin, Weihrauch oder Räucherstäbchen zu entzünden, die aus Wacholder und Salbei bestehen, wie sie in der Tradition der eingeborenen amerikanischen Indianer verbreitet sind (siehe Kapitel 14, Abschnitt »Weitere Techniken zum Reinigen und Aufladen von Kristallen«). Man kann auch Kerzen anzünden und mindestens zehn Minuten lang brennen lassen. Ebenso wirksam ist eine Meditation, bei der ein Generatorkristall, die Spitze vom dritten Auge abgewandt, an die Stirn gehalten wird, wobei man sich bewußt darauf konzentriert, fri-

sche, vibrierende Energie anzuziehen und alle negativen Gedanken und Gefühle aufzulösen, die von vorhergehenden Behandlungen zurückgeblieben sein könnten. (Mit Generatorkristallen kann man die Heilenergie steuern. Es sind einzelne klare Quarzkristalle, bei denen sich sechs natürlich gewachsene Facetten in einem Punkt treffen, der die Spitze bildet. Generatorkristalle sind Generatoren der kosmischen Kraft.)

Eine positive Atmosphäre wird Ihnen, dem Heiler, helfen, neutral und konzentriert zu bleiben, und wird den Klienten einen sicheren und reinen Platz schaffen, an dem eine innere Veränderung stattfinden kann.

Ein weiterer wichtiger Faktor ist das Bewußtsein dafür, daß der Mensch, mit dem man arbeitet, sehr wahrscheinlich Veränderungen und eine Klärung seiner Gefühle erleben wird, daß er alte Gedanken loslassen und negative Energien ausstrahlen wird. Für den Heiler ist es wichtig, sich selbst zu schützen, damit er diese Energie nicht in die eigene Aura und das persönliche Leben aufnimmt. Eine der besten Möglichkeiten, sich zu schützen, besteht darin, den bevorzugten Meditationskristall (Generatorkristall) mit der Spitze von sich abgewandt zu halten, während man die therapeutische Behandlung vornimmt.

Bei der persönlichen Vorbereitungszeit sollte man sich geistig ein Bild vor Augen halten, bei dem Licht durch das Chakra am Scheitelpunkt des Kopfes (Sahasvara) beim Einatmen eintritt und beim Ausatmen vom Herz-Chakra (Anahata) ausstrahlt, um sich mit einem Feld von schützendem weißen Licht zu umgeben. Das wird die Heilenergie verstärken, die vom Herz-Chakra ausstrahlt.

Es ist ebenso wichtig, sich mit der Erde zu verbinden, während man die Heilung vornimmt und mit Kristallen und Edelsteinen arbeitet. Dazu sollte man Licht oder kräftige Farben visualisieren, die vom Scheitel bis zum Ende der Wirbelsäule strömen. Beim Ausatmen leitet man die Energie durch die Beine nach unten und weiter durch die Fußsohlen in die Erde. Durch diese Vorstellungsbilder wird es möglich, die schützende Wirkung während des ganzen Heilvorgangs zu erhalten. Man sollte sich nie vorstellen, daß man die vom Klienten ausgehende Energie durch den Kopf ein- und ausatmet, weil dadurch die Abwehr gegen negative Energien, die sich entladen haben, geschwächt wird und physische Schwäche sowie seelische Erschöpfung entstehen können. Bewußtsein und eine positive Einstellung werden für eine friedliche Atmosphäre sorgen, die sowohl den Praktizierenden schützt wie dem Klienten Wohlbefinden vermittelt.

Die Umgebung, in der Kristallbehandlungen vorgenommen werden, sollte ruhig und weitgehend von Außengeräuschen geschützt sein, damit Entspanntheit und eine meditative Stimmung entstehen können. Wenn man in einer Umgebung lebt, in der es wenige ruhige Rückzugsmöglichkeiten gibt, oder wenn man die Klienten in ihren eigenen Wohnungen aufsucht, kann es notwendig sein, ein schützendes Feld für den Bereich zu schaffen, in dem die Heilung stattfinden soll. Das kann man erreichen, indem man je einen Generatorkristall, dessen Spitze zur Mitte des Raumes zeigt, in jede Ecke des Zimmers legt. Dann sollte man sich in die Mitte stellen und einen Generatorkristall in der rechten Hand halten, mit dessen Spitze man nacheinander auf die Spitzen der anderen Kristalle zeigt. Wenn man seine Heilenergie durch den Kristall fließen läßt, den man in der Hand hält, und sich entgegen dem Uhrzeigersinn bewegt, wird man den

Raum gegen von außen kommende Einflüsse schützen. Auch Laser-Stäbe können dazu benutzt werden, ein geschütztes Kraftfeld herzustellen (siehe Kapitel 12).
Der Tag ist für diese Arbeit ideal, weil dann das natürliche Sonnenlicht von den Kristallen reflektiert wird. Es ist sehr angenehm, sanfte Musik im Hintergrund und so viele Kristalle wie möglich um sich zu haben, da sie bei der Vervielfältigung der Lichtkraft eine Hilfe sein können. Eine Massageliege oder ein etwa bis zur Taille reichender gewöhnlicher Tisch sind für die Arbeit besonders geeignet. Der Klient sollte während des Heilungsvorganges mit dem Gesicht nach oben liegen. Man benutzt zwei Kissen; eines davon wird unter den Kopf gelegt, das andere unter die Knie, um eine Verspannung im Beckenbereich zu vermeiden.
Damit eine tiefgreifende Wirkung erzielt wird, ist es am günstigsten, die Steine auf die nackte Haut zu legen; deshalb sollte der Klient wenigstens von der Taille aufwärts unbekleidet sein. Ist das für ihn aus irgendeinem Grund unangenehm, sollte er natürliche Stoffe (Baumwolle, Wolle oder Seide) tragen, sie können die Energie der Steine gut weiterleiten. Wenn es kühl im Raum ist, legt man am besten Decken über die Füße, Beine und Arme, während der Oberkörper frei bleibt. Kristallheilungen dauern oft bis zu zwei Stunden, deshalb ist es wichtig, daß der Klient in einer bequemen und entspannten Haltung liegt. Dem Klienten wird es oft erscheinen, als sei nur eine kurze Zeit vergangen, da er so tief ins eigene Innere hinabgestiegen ist. Das Zeitbewußtsein, das wir im normalen Wachzustand erleben, ändert sich drastisch, wenn hohe Lichtschwingungen von den Kristallen und Edelsteinen in das Feld der Aura eindringen. Dieses Phänomen der Zeitverzerrung tritt

häufig auf und muß vom Heiler am Ende des Heilungsvorganges erwähnt werden, wenn man die intuitive Neigung verspürt, die Sitzung zum Abschluß zu bringen. Während der Behandlung ist der Kristallheiler für das Wohlbefinden des Menschen, mit dem er arbeitet, verantwortlich. Wenn jemand sich physisch geborgen fühlt und spürt, daß man sich liebevoll um ihn kümmert, wird es viel leichter für ihn sein, sich mit seinen tieferen Seinsebenen in Verbindung zu setzen.

Neben dem physischen Geborgenheitsgefühl ist es ebenso wichtig, ein tiefes Vertauensverhältnis zu dem Menschen zu schaffen, mit dem man arbeitet. Es werden während Kristallheilungen sehr tiefe intime Bereiche betreten, die manchmal für den Betreffenden bisher vollkommen unzugänglich waren. Oft kommen Gedanken oder Erinnerungen an die Oberfläche, die sehr persönlich oder nicht leicht mitteilbar sind. Es ist sehr wichtig, dem mit einer Haltung der Vorurteilsfreiheit zu begegnen und über alles zu schweigen, was einem da offenbart wird. Vertrauen und Verschwiegenheit sind wichtige Qualitäten, durch die eine positive emotionale Atmosphäre geschaffen wird, in der Heilung stattfinden kann.

Wenn der Klient kommt, sollte man sich mit ihm hinsetzen und in einem offenen Gespräch herausfinden, was der Bearbeitung bedarf, wo Blockierungen und Einschränkungen vorhanden sind, welcher Teil des physischen Körpers aus dem Gleichgewicht oder »gekränkt« ist und was auf der persönlichen Ebene vor sich geht. Man sollte den Betreffenden fragen, worauf das Hauptgewicht gelegt werden und was geklärt werden soll. Dieses Gespräch ist der erste Hinweis für den Kristallheiler, worauf er sich zu konzentrieren und welche Steine er anzuwenden hat.

Gewöhnlich weiß derjenige, der sich zu einer Kristallheilung hingezogen fühlt, im Innersten, was in Bewegung kommen muß, damit Veränderung, Wachstum und Heilung möglich werden. Kristallheilungen sind dazu bestimmt, dem Klienten bewußten Zugang zu bisher für ihn verborgenen Tiefen zu verschaffen und ihn auf die in ihm liegenden Kräfte zu verweisen, die alle Fragen beantworten und jede Wunde heilen können.

Gegenwartsbewußtsein

Aktive oder passive Hingabe an den Prozeß der Kristallheilung ist ein Akt der Meditation. Während dieser Zeit sollte man alles von sich abfallen lassen und nur in der Wirklichkeit des gegenwärtigen Augenblickes leben. Durch das Bewußtsein für das Hier und Jetzt können wir mit der inneren Quelle in Berührung kommen und sehr präzise Antworten bekommen, die uns helfen, gegenwärtige Probleme zu erkennen. Die Lösungen für die großen Rätsel des Universums liegen in uns selbst. Indem wir aus dem ewigen Augenblick die Quintessenz ziehen, können wir Zugang zu Antworten über unser Karma, über gegenwärtige Umstände und künftige Ereignisse erlangen. Alle Zeit ist in einem neutralen Augenblicksbereich enthalten. Wenn der Verstand zur Ruhe kommt und man sich innerlich konzentriert, ist es möglich, die alles umfassende Schau des dritten Auges zu haben und die Wahrheit über sich selbst und das Universum, dessen Teil wir sind, zu erfahren.
Für den Kristallheiler ist es wichtig, sehr bewußt und sehr gegenwartsbezogen zu bleiben; er darf seine Gedanken nicht wandern und um Persönliches kreisen las-

sen. Es ist sehr wesentlich, daß er mit dem Klienten in Einklang bleibt, seinen Atem überwacht und darauf achtet, ob Zeichen der Lösung und Entspannung wahrzunehmen sind. Man muß sich in diesem Augenblick auch der Kristalle und Edelsteine, die man benutzt, sehr bewußt sein und sie je nach Notwendigkeit auflegen und wieder entfernen. Auch wenn man dabei sein intellektuelles Wissen über die Steine, die Chakras, die Farbwerte und so fort verwendet, ist die Grundlage für das Bewußtsein und Handeln des Augenblickes die Intuition, das Wissen des Moments. Wenn die Gedanken zur Ruhe gekommen sind und das Bewußtsein im gegenwärtigen Augenblick stabilisiert ist, kann man den subtilen Impulsen der Intuition folgen, die das Auflegen und Entfernen der Steine, die persönliche Führung und die ganz individuelle Reaktion auf den Menschen, mit dem man arbeitet, bestimmt.

Derjenige, der die Kristallheilung empfängt, hat die einzigartige Gelegenheit, mit dem Urgrund des Seins in Berührung zu kommen. Wenn der Verstand zur Ruhe gekommen ist und ganz im gegenwärtigen Augenblick aufgeht, kann ein Gespräch mit der Seele beginnen, weil dann die Aufmerksamkeit ganz nach innen gerichtet ist. Das Gegenwartsbewußtsein ist der Schlüssel zur Auflösung der Schatten aus dem Unbewußten, zum Aufschließen der Türen zum Überbewußtem und zum Überschreiten der Schwelle ins Reich des Geistigen. Wenn das geschieht, ist es möglich, Krankheit oder Ungleichgewicht aus einer umfassenden Perspektive wahrzunehmen und aus der Erfahrung zu lernen, wie selbst durch die traumatischsten Ereignisse evolutionäres Wachstum in uns stattgefunden hat. Vollständige persönliche Verantwortlichkeit und Ichstärke sind die ersten Schritte zu einer Verbesserung der Verhältnisse auf unserem Planeten. Sie werden im gegenwärtigen Augenblick getan, in der bewußten Verbindung mit unserem eigenen unendlichen Lebensfunken.

Die Kraft des Atems

Der Atem ist die Hauptquelle der Lebensenergie, die uns Menschen zugänglich ist. Mit dem Atem zieht Lebenskraft in unseren Körper ein. Durch diesen vitalen Austausch der Gase steht jeder einzelne in persönlichem Austausch mit dem Universum. Beim Einatmen empfangen wir Lebensenergie, beim Ausatmen geben wir sie ab. Wir können eine Weile ohne Nahrung und Wasser auskommen, aber nur eine ganz kurze Zeit ohne die kostbare Lebenskraft, die wir durch den Atem empfangen. Es ist diese Kraft, welche die Chakras aktiviert, den feinstofflichen und den physischen Leib revitalisiert und Heilenergie ins uns einströmen läßt, die wir durch bewußte Einstimmung und Führung nutzen können.
Sich des eigenen Atems bewußt zu werden ist eine der wirksamsten Methoden, um sich ganz auf den gegenwärtigen Augenblick einzustimmen. Der Atem befindet sich in einem Zustand dauernder Gegenwart. Indem wir die geistige Konzentration auf den Atem sammeln, wird die Verstandestätigkeit neutralisiert, und die intuitiven Kräfte können in aller Klarheit wahrgenommen werden.
Während der Klient mit dem Gesicht nach oben und mit geschlossenen Augen auf dem Tisch liegt, sollte man ihn mit bestimmten Worten dazu führen, sich jedes Einatmens und jedes Ausatmens bewußt zu werden. Dazu benutzt man am besten Bilder und Vorstellungen, die

den Geist nach innen richten. Während man ihm dabei verbal zu helfen versucht, sollte man sich um eine sanfte, melodiöse Stimme bemühen. Man kann Bilder wie diese benutzen:

> Atme ein und laß es zu, daß du tief nach innen gehst. Atme aus und laß alle Sorgen und Kümmernisse los. Atme ein und versinke tiefer in deinem eigenen innersten Zentrum. Atme aus und laß los, werde locker, halte nicht fest.

Manchen Menschen wird es schwerfallen, wirklich vollständig und tief zu atmen. Das liegt daran, daß ein voller und bewußter Atem die Erfahrung einer maximalen Anregung der Lebenskräfte bedeutet, eines Ganz-in-sich-Hineinnehmens. Haben wir in der Kindheit und im bisherigen Leben Situationen und Umstände erlebt, die traumatisch oder schmerzhaft waren, wollen wir es oft vermeiden, das wieder zu erfahren. Wir weisen deshalb unbewußt die Lebenskraft ab, indem wir weniger Luft einatmen. Wenn solche Ereignisse erneut aufsteigen, bremsen wir unsere Atmung, da sie Leben bedeutet und Leben nicht immer angenehm oder einfach zu ertragen ist. Indem wir den Atem dämpfen und verringern, nehmen wir weniger Leben auf, spüren weniger Kummer, weniger Schmerz.
Das Problem dabei ist, daß die unbewußten Erinnerungen an jedes Trauma und die damit verbundenen Emotionen im Solarplexus gesammelt sind, zu dem der Atemstrom nicht gelangte. Das bildet eine starke Blokkade zwischen den unteren Zentren um den Nabel und den oberen Chakras, deren zentraler Punkt das Herz ist. Bei einer energetischen Verspannung im Bereich des

Solarplexus ist es unmöglich, die himmlischen Kräfte ganz in die Realitäten der Erde zu integrieren. Wären wir in der Lage gewesen, bei jedem emotionalen Schock konzentriert und gesammelt zu bleiben, so wäre es uns möglich gewesen, tief und vollständig zu atmen, dabei entspannt zu bleiben und dadurch wirklich die Lektion zu lernen, welche die jeweiligen Lebensereignisse für uns bedeuten. Da wir oft nicht fähig sind, das zu tun, wird es notwendig, die im Bereich des Solarplexus konzentrierten, unterdrückten Emotionen sich entladen zu lassen und die alten Erinnerungen aus den Tiefen des Unterbewußtseins zu befreien, um den physischen Körper zu heilen und die oberen und unteren Energiezentren in Harmonie zu bringen.

Wenn man den Atem des Klienten während der Kristallbehandlung beobachtet, kann man feststellen, wo er aufgehört hat, Lebenskraft in sich aufzunehmen. Das sind oft Bereiche, in denen Blockierungen und Krankheiten entstanden sind. Genau dort legt man Kristalle und Edelsteine auf, kann man mit einem Generatorkristall arbeiten und auch den bewußten Atemstrom lenken.

Die zentrale Konzentrationslinie

Eine der besten Techniken, sich mit dem Atem auf den Augenblick einzustimmen, ist die Konzentration auf eine zentrale Linie, die etwa der Wirbelsäule entspricht. Zunächst soll der Klient die Augen schließen und sich auf den Atem konzentrieren. Er soll sich einen goldenen Lichtball vorstellen, der ein paar Zentimeter über dem Kopf schwebt, und dann dieses Licht in das Scheitel-Chakra eindringen und weiter über die Mitte der Stirn, wo es das dritte Auge stimuliert, sowie durch alle Energiezentren bis hinunter ans Ende der Wirbelsäule fließen lassen. Zusätzlich ist es gut, jeden der Chakra-Punkte zu berühren, während man mit den Worten den Fluß des Atmens durch die zentrale Körperlinie leitet. Beim Ausatmen stelle man sich vor, das Licht steige die Wirbelsäule hinauf und verlasse den Kopf von oben. Diese bewußte Imagination von Licht, das die Wirbelsäule hinauf- und hinunterströmt, trägt dazu bei, ein geistiges Bild von einer goldenen Saite in der Mitte des Körpers entstehen zu lassen, durch die das unendliche Licht von oben einfließt und durch die Geist, Herz und Körper geistige Kraft aufnehmen.

Diese Konzentration auf die Körpermitte ist von besonderer Bedeutung für die Stimulierung des Nervensystems, da man sich hierbei auf das Zentrum der Wirbelsäule konzentriert, alle Chakras verbindet und das Meridiansystem aktiviert. Dabei spielt die Einstimmung auf das Oben und Unten, Bewußtheit und Empfänglichkeit, eine wichtige Rolle.

Bewußtes Atmen durch diese zentrale Linie ermöglicht auch eine Identifikation mit dem neutralen Selbst und wird in Verstand und Herz Losgelöstheit entstehen lassen. Auch hier sollte man seinen Klienten wieder mit Worten begleiten:

> Atme tief durch deine zentrale Linie ein, atme aus und laß alle Gedanken fallen, während du dich auf das Licht konzentrierst, das sich durch deine Wirbelsäule bewegt. Atme ein und steige tiefer hinab in dein eigenes lichtstrahlendes Zentrum, atme aus und werde frei von allen Spannungen, die dich daran hindern könnten, beim nächsten Einatmen noch tiefer in dich selbst hinabzusinken.

Manche Menschen finden es einfacher, sich vorzustellen, die Bewegung verlaufe beim Einatmen die Wirbelsäule hinauf und beim Ausatmen hinab. Man sollte das tun, was für den einzelnen am besten ist. Wenn der Klient nicht sehr geerdet ist (also zu sehr im Kopf, in den Emotionen oder zu zerstreut ist), wäre es vorteilhaft, die Energie anders zu führen. Man sollte ihn anleiten, einzuatmen und die Energie zum unteren Ende der Wirbelsäule strömen zu lassen. Beim Ausatmen visualisiert man den Kraftstrom durch den Anus oder die Beine hinab, durch die Fußsohlen in die Erde. Wie man die geistige Energiekonzentration lenkt, hängt von den Bedürfnissen jedes einzelnen ab und kann in jeder Behandlung wieder anders sein.

Während sich der Klient entspannt, sollte man den Atem in die Zentrallinie und durch sie hindurchleiten, wobei das Zwerchfell und die Beckenmuskulatur in Bewegung kommen. Wichtig ist, daß der Atem durch den Solarplexus ins Nabelzentrum hinunterwandert. Die Verbindung zwischen dem Herz-Chakra und dem unteren Energiedreieck ist wichtig, um die Heilenergien der Steine unmittelbar in den physischen Leib zu integrieren. Der Nabel ist das Zentrum des physischen Leibes und das Herz die Basis der spirituellen Leiber. Wenn goldenes Licht durch das Scheitel-Chakra und die zentrale Linie hinuntergeleitet und tief in den Nabel eingeatmet wird, kann Energie zur physischen Heilung in den Körper geführt werden.

Wenn der Atem des Klienten tief und vollständig ist, werden die Steine auf den Körper aufgelegt. Während des Heilvorganges sollte die Konzentration auf die zentrale Linie immer erhalten bleiben, damit der Klient mit der Lebenskraft in Einklang bleibt und es für ihn möglich wird, Energie persönlich zu kanalisieren. Wenn sich der Klient während des Heilvorganges unterdrückter Emotionen bewußt wird und wenn geistige Bilder aufsteigen, ist es besonders wichtig, darauf zu achten, daß der Atem tief und vollständig bleibt. Das Kürzerwerden oder Unterdrücken des Atems ist der erste Hinweis, daß jemand mit seinen tieferen psychologischen und emotionalen Traumata in Berührung kommt, die für das Entstehen physischer Krankheit oder physischen Unwohlseins verantwortlich sind. Wenn solche »Gleichgewichtsstörungen« auftreten, ist es oft notwendig, sich wieder erneut auf den Atem zu konzentrieren und die zentrale Linie wieder zu visualisieren, um sich von Schlacken zu befreien und sie zu neutralisieren.

Hilfreich ist es auch, die Hände auf die verspannten Körperbereiche aufzulegen und den Klienten zu ermuntern, tief in diese Bereiche hineinzuatmen. Das Auflegen der Hände ist eine ideale Möglichkeit, Heilenergie durch die Kraft der Berührung in den gestörten Bereich hineinzuleiten. Es erleichtert auch eine Verbindung mit den Körperteilen, die unbewußt abgespalten wurden.

Wenn jemand mit Magengeschwüren in die Praxis kommt und sich während der Kristallheilung bewußt wird, welche Ängste er als Kind erlebt und mit ins Erwachsenenleben übernommen hat, sollte man dem Klienten helfen, einzuatmen und ein beruhigendes Blau im Magen- und Zwerchfellbereich zu visualisieren, wobei er Ängste und Spannungen ausatmet. In diesem Fall ist die Farbe Blau das Gegenmittel für das zornige Rot, das sich in Form einer Entzündung manifestiert hat. Zusätzlich wäre es eine Hilfe, hellblaue Steine auf Magen und Solarplexus zu legen (Türkis, Quarzkristall, Chrysokoll, Aquamarin oder Amazonit) und zudem die Hände auf diesen Bereich aufzulegen. Mit seinen Worten sollte man das bewußte Atmen des Klienten lenken, das Einatmen durch die zentrale Linie und ein Ausatmen der Spannungen unmittelbar aus dem Magenraum. Von zusätzlichem Nutzen ist es, über oder auf dem verspannten Bereich mit einem klaren Generatorkristall zu arbeiten und die Heilenergie bewußt durch den Kristall zu lenken, wodurch sie sich intensiviert und erhöht.

Während des Heilvorganges und beim persönlichen, privaten Üben ist der Atem das wichtigste Werkzeug für eine bewußte Einstimmung und Kräftigung.

Zusammengefaßt sei gesagt: Jeder Atemzug sollte tief und vollständig sein, man sollte mit ihm Lebenskraft in den ganzen Körper aufsaugen, vor allem in die gestörten Bereiche. Man visualisiere den Atem, der sich durch die zentrale Linie bewegt: abwärts vom Scheitel-Chakra beim Einatmen und aufsteigend vom Wurzel-Chakra beim Ausatmen. Mit jedem Atemzug sollten sich die Muskeln der Nabelgegend und des Unterleibes zusammenziehen und ausweiten, während die Lebenskraft durch das Nabelzentrum in die physischen Systeme integriert wird. Man benutze Visualisationen, um den Atem in die betroffenen Bereiche zu lenken, wobei man sich bei jedem Einatmen wieder mit Kraft auflädt und beim Ausatmen Spannungen losläßt. Man sollte sich vorstellen, die Lungen würden mit Luft gefüllt wie ein Glas mit Wasser. Beim Einatmen füllen sich erst die Lungenspitzen, dann der mittlere Bereich und schließlich der obere Teil, während das Zwerchfell sich senkt und die Bauchmuskeln sich ausdehnen. Beim Ausatmen wird das Glas geleert. Erst fließt gleichsam der Rand über, dann werden die Bauchmuskeln zusammengezogen, um den Atem hinauf- und hinauszupressen. Diese einfache Technik des richtigen At-

mens kann zu einer Übung werden, die der Klient auch im alltäglichen Leben beibehält, um die Heilenergie weiterhin zirkulieren zu lassen.
Die meisten von uns haben nie gelernt, richtig zu atmen, einen lebendigen Austausch mit dem Universum zu entwickeln. Sportler, Sänger, Yogis und Tänzer haben sich Techniken angeeignet, ihren Atem zu benutzen, um die persönliche Vitalität zu erhöhen. Atem ist Kraft und kann zur Heilung visualisiert und gelenkt werden. Immer wenn man eine Konzentration auf die Mitte braucht, sollte man die Augen schließen, die Kraft des Atmens beim Einatmen spüren und Streß, Schmerz, Emotionen und Angst beim Ausatmen loslassen. Der Atem ist immer da. Man kann ihn immer nutzen.

Das Auflegen der Steine

Selbst wenn man sein Wissen über die Chakras, die Farbwirkungen und die Kraft der einzelnen Steine einsetzt, wird das tatsächliche Auflegen immer eine intuitive Antwort auf den Augenblick und auf den Menschen sein, mit dem man arbeitet. Es gab Zeiten, in denen ich mir ein bestimmtes Legemuster vornahm, bevor mein Klient da war. Aber wenn der Augenblick gekommen war, in dem ich die Steine wirklich auflegen wollte, ergab sich eine völlig andere Kombination, als ich es erwartet hatte. Ich lernte, daß es am sichersten ist, seiner Intuition in jedem Augenblick zu folgen, auch wenn man sich verstandesmäßig manches anders vorgestellt hat. Indem man sein Herz öffnet, sich entspannt und es seiner Seele erlaubt, auf die innere Stimme zu hören, wird man sehr genau zu den notwendigen Steinen geführt werden und

weiß, wo man sie aufzulegen hat, warum und wann man sie wieder wegnehmen sollte.
Die Art, in der die Steine aufgelegt werden, hängt zum größten Teil von den Menschen ab, mit denen Sie arbeiten, und davon, wie Sie den Energiefluß lenken möchten. Wenn jemand ängstlich oder besorgt ist oder zuwenig Selbstvertrauen hat, kann man sich auf das Herz-Chakra mit Rosenquarz, rosafarbenem und grünem Turmalin, grünem Aventurin, Kunzit, Rhodochrosit, Rhodonit und anderen Herz-Chakra-Steinen konzentrieren. Wenn jemand nicht in der Lage ist, die persönliche Kraft zu aktivieren, die er braucht, um seine Ziele zu erreichen, und wenn er sich schwach und hilflos fühlt, können Sie mit dem Nabelbereich und den Steinen Citrin, Rutil, goldener Topas, Tigerauge und Goldcalcit arbeiten. Wenn der Klient nicht ausdrücken kann, was er empfindet, sollte man das Hals-Chakra öffnen, indem man Aquamarin, blauen Bänder-Achat, Amazonit und Chrysokoll verwendet. Selbst wenn man sich auf ein bestimmtes Chakra konzentiert, ist es wichtig, wenigstens einen Stein auf jedes andere Chakra zu legen, um die Energiezentren auszugleichen und die Heilwirkung in das ganze System zu integrieren. Beispielsweise lege man Rauchquarz auf das erste Zentrum, Carneol auf das zweite, Citrin auf den Nabel, grünen Aventurin über den Solarplexus, Rosenquarz an das Herz, Amazonit auf den Hals, Amethyst auf die Augenbrauen und einen Quarzkristall an den Haaransatz.
Im wesentlichen hängt das Auflegen der Steine vom einzelnen Menschen, von der Zeit, von der eigenen Eingestimmtheit zu dem Augenblick ab. Die Mandalas aus Farbe und Formen, die bei jedem einzelnen Auflegen geschaffen werden, sind immer verschieden und richten

sich stets nach den einzigartigen augenblicklichen Umständen. Das ist eine Gelegenheit, schöpferisch und sensibel mit den Kräften von Licht und Farbe umzugehen. Man sollte seine persönliche Führung sprechen lassen und auf die Steine hören, die zum eigenen Inneren sprechen.

Wenn die Steine aufgelegt sind und der Klient sich auf sein eigenes inneres Lichtzentrum eingestimmt hat (was etwa fünfzehn Minuten dauert), muß man sich auf eine sehr sensible und verletzliche Verfassung einrichten. Der Kristallheiler muß sehr aufmerksam sein, da jetzt ein starker Energiefluß in die Aura geleitet wird und sich infolgedessen auch im physischen Körper ausbreitet. Deshalb ist es so wichtig, daß weiterhin tief geatmet wird, damit diese äußerst subtilen Energien auch wirklich in die physischen Systeme gelangen. Der ganze Kreislauf paßt sich dem Anstieg der Energie an, der Herzschlag erhöht sich, und der Blutdruck steigt gewöhnlich an, was man durch Beobachtung der Halsschlagadern und des Nabels erkennen kann. Die Wahrnehmungsfähigkeit des Klienten wird außerordentlich sensibilisiert, da sich das Bewußtsein in das innerste Heiligtum des Selbst versenkt. Wenn jemand nicht in der Lage ist, die höheren Energien der Edelsteine in seine Aura zu integrieren, kann es manchmal notwendig sein, daß manche der Steine oder auch alle sofort weggenommen werden müssen. Hat sich der Atem stabilisiert und der Pulsschlag ausgeglichen, kann man den Heilungsvorgang fortsetzen.

Die Möglichkeit, Lichtkraft in einem hohen Maß zu aktivieren, ist während Kristallbehandlungen außerordentlich groß, da die Frequenzen der Steine sich hier mit dem elektromagnetischen Feld des Menschen verbinden. Man hat Zugang zu inneren Bereichen, die sonst verborgen sind, und zudem werden höhere Dimensionen der Wirklichkeit erspürbar. Die Schwelle zur spirituellen Welt wird überschritten, wobei einem die Kristalle den Weg erhellen. Die Aura wird geöffnet, und der Betreffende kann für seelische und ätherische Einflüsse außerordentlich sensibilisiert werden. Man möchte, daß nur die höchsten und positivsten Kräfte und Wesenheiten gegenwärtig sind. Um sich dessen zu vergewissern, sollte man einen Generatorkristall an das dritte Auge halten, während die Spitze von einem wegweist, und laut Worte wie die folgenden sprechen:

> Ich rufe die höchsten Kräfte des Lichtes und der Farbe an; sie mögen durch die Kristalle und Edelsteine wirken. Ich rufe … (Name des Klienten) an, rufe die Meister und die spirituellen Führer an, bei uns zu sein und an diesem Heilprozeß teilzunehmen. Vor allem aber rufe ich das wahre innerste Wesen von … (Name des Klienten) an, daß es zutage treten und seinem/ihrem Herzen und Geist vermitteln möge, was in diesem Augenblick notwendig ist, um Einsicht, Klarheit und Heilung zu erlangen.

Man sollte diese Worte mit Nachdruck sprechen, um Schutz und Führung zu erlangen. Wenn man sie beendet hat, kann man ruhigen Gewissens darauf vertrauen, daß nur die positivsten Kräfte gegenwärtig sind. Es ist auch eine Anrufung der Seelenkraft des Klienten, die damit aufgefordert wird, am Heilvorgang teilzunehmen und sich mitzuteilen. Jetzt ist der Augenblick gekommen, die Therapie zu beginnen.

Kapitel 3

Die Therapie

Seelenverbindung

Bis jetzt war der Klient passiv, während der Kristallheiler dessen Bewußtsein durch seine Worte nach innen gelenkt und die Steine auf den Körper gelegt hat. Jetzt ist der Augenblick gekommen für ein Gespräch mit der Seele und eine Kommunikation über das Wissen, das mit dem Heiler geteilt werden kann. Manchmal wird es dem Klienten schwerfallen, sich zu äußern, wenn er sehr tief in sein Inneres hinabgestiegen ist; doch hat die verbale Kommunikation einmal ihren Anfang genommen, bleibt sie gewöhnlich mühelos in Fluß.

Jetzt kommt einer der wichtigsten Aspekte des Heilvorganges zum Tragen: bewußter Kontakt mit der Seele in ihrer Gegenwärtigkeit. Der wichtigste Schlüssel zu dieser Verbindung ist die Erkenntnis und die Wahrnehmung subtiler Eindrücke, die von einer seelischen Ebene ins Bewußtsein aufsteigen. Wir empfangen oft in unserem Leben solche Botschaften, nehmen sie aber manchmal gar nicht wahr oder zögern, sie auszusprechen. Oft sind wir auch nicht bereit, dem Impuls durch unsere Aufmerksamkeit oder durch unser Handeln Folge zu leisten. Während der Kristallbehandlung, wenn die Steine aufgelegt sind, die Aura gereinigt ist und der Klient entspannt und auf sein Inneres eingestimmt ist, werden alle wahrgenommenen Seeleneindrücke erkannt und als wahr akzeptiert – ohne das geringste Zögern, ohne jeden Zweifel. Manchmal sind die Bilder, Eindrücke oder Symbole verschwommen, unvertraut oder scheinbar sinnlos. Doch während des Heilvorganges ordnet sich allmählich alles. Es ist die Aufgabe des Kristallheilers, bei der Interpretation und Definition der Botschaften zu helfen, die im Bewußtsein des Klienten aufsteigen. Bewußte Wahrnehmung des gegenwärtigen Augenblicks ermöglicht es dem Heiler, sich auf die Seelenebene des Klienten einzuschwingen und intuitive Führung zu erlangen.

Seelensymbole

Aufmerksamkeit und bewußte Konzentration sind die wichtigsten Schlüssel dafür, Zugang zum inneren Wissen zu bekommen und die Intuitionskräfte zu aktivieren. Da wir der Verinnerlichung des Bewußtseins einige Zeit gewidmet haben, sind wir nun bereit, die Weisheit aus der Seele in das Bewußtsein zu integrieren. Nachdem man um Schutz und Führung gebeten hat, sollte man sich an die empfänglich gewordene geistige Ebene des Klienten wenden und Worte wie diese sprechen:

> Jetzt, wo dein Geist offen, empfänglich und gereinigt ist, wollen wir die Seele bitten, dem Verstand und dem Herzen ein Bild, ein Symbol, eine Vision oder ein Gewahrwerden zu vermitteln. Ist das geschehen, so laß mich teilhaben an dem, was du wahrnimmst.

Durch solche Sätze wird die Seelengegenwart in den Heilvorgang einbezogen. Nun sollte man mit den Bildern arbeiten, die im Augenblick im Geiste aufsteigen.

Manchmal wird das ein sehr deutliches Symbol oder Zeichen sein; ein andermal kann es sich um Farben oder abstraktere Eindrücke handeln. Wenn man besser verstehen will, was sie bedeuten, sollte man den Betreffenden fragen, was er dabei empfindet, was sie ihm sagen, welche Bezüge er dazu herstellen kann. Ein Bild, das in einem meiner Klienten aufstieg, war das einer Toilettenspülung. Ich konnte mir nicht zusammenreimen, was das bedeuten sollte. Nachdem ich ihn aber danach gefragt hatte, wußte er sofort, es war für ihn ein Zeichen seiner Bereitschaft, überflüssige, belastende Dinge »wegzuspülen«, die er nicht brauchte. Dies zeigte uns beiden, daß gerade ein wichtiger Reinigungsprozeß in Gang war. Aus einem solchen ersten Aufnehmen einer Verbindung entsteht allmählich der Heilungsprozeß. Wenn das Symbol die Farbe Grün hat, also Heilung symbolisiert, kann man den Betreffenden dazu anleiten, Grün in die Problembereiche hineinzuatmen und sich im Verlauf der Behand-

---

Muster zum Auflegen von Kristallen

Die Erwecker des dritten Auges. Zwischen den Augenbrauen liegt eine Azurit-Knolle, die helfen soll, unbewußte Blockierungen zu durchdringen. Direkt darüber ruht ein besonders edler, türkisblauer Chrysokoll, um eine Vision geistiger Bereiche zu ermöglichen. Auf beiden Seiten des Chrysokolls liegen zwei Amethyste, die in meditative Stimmung versetzen sollen. Den Haaransatz beherrscht Lord Luvulith, der die Verbindung zu den höheren geistigen Einsichten herstellt. Er ist durch zwei darunterliegende, doppelendige Quarzkristalle mit dem Chrysokoll verbunden. Um weißes Licht in das Scheitel-Chakra einfließen zu lassen, wurde ein klarer Generatorkristall so gelegt, daß seine Spitze den Kopf berührt.

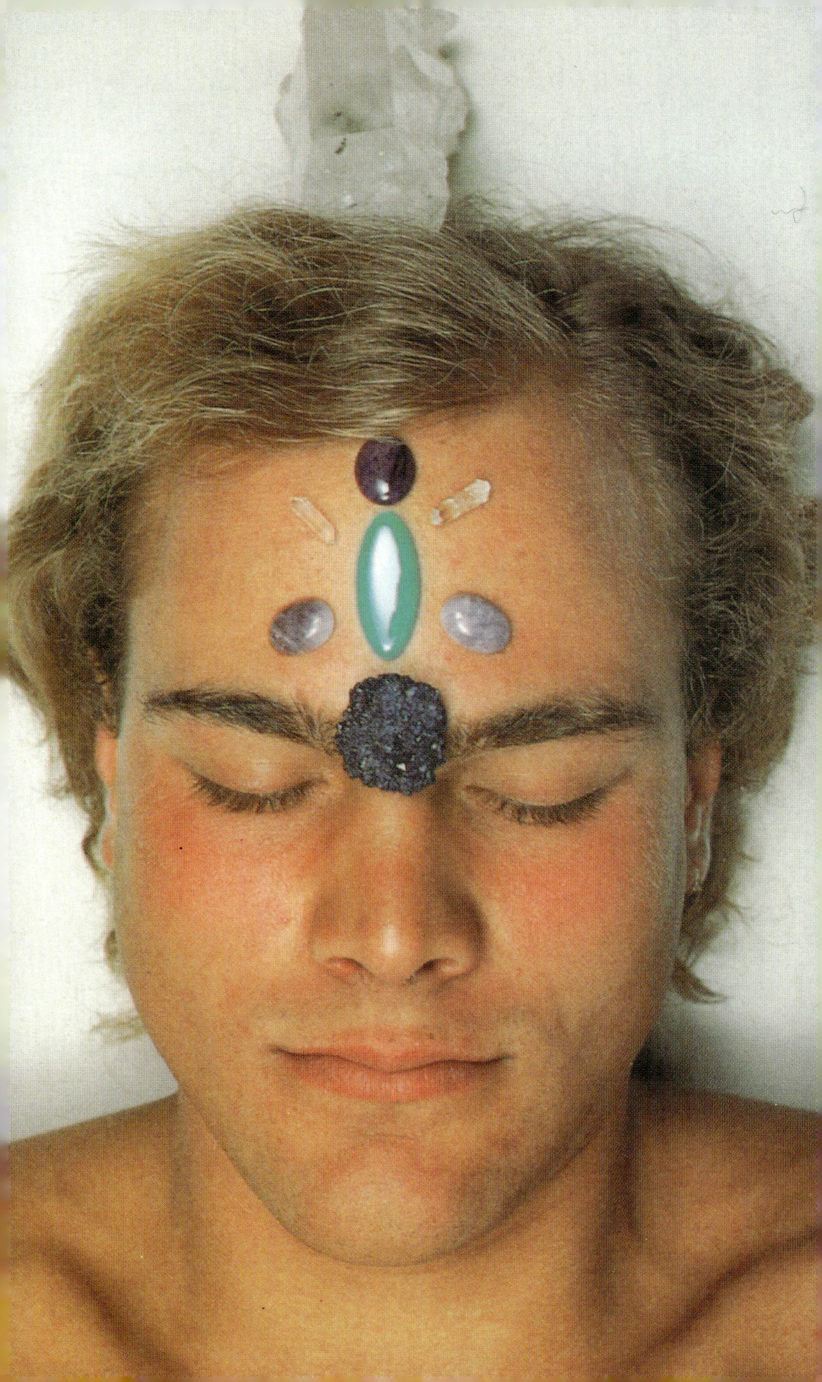

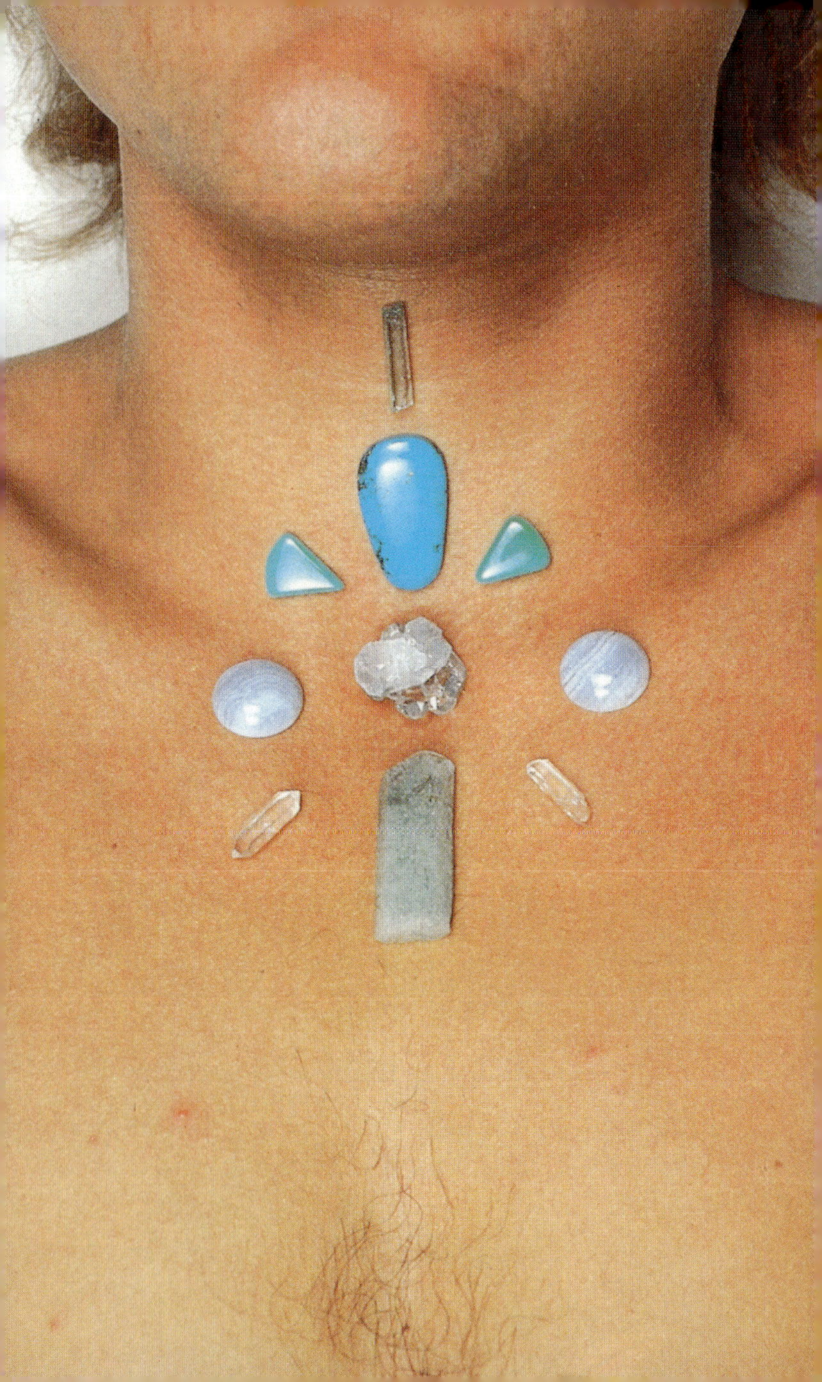

lung immer wieder mit dem heilenden Wesen dieser Farbe zu verbinden. Ist einmal ein bewußter Kontakt mit der Seele hergestellt, können Sie die Aufmerksamkeit auf die bestimmten heilbedürftigen Körperteile richten oder sich mit den Problemen beschäftigen, die für den Klienten gerade im Vordergrund stehen.

Neue Erkenntnisse

Wenn sich das Bewußtsein im Inneren sammelt und die Kristalle einem den Weg erhellen, öffnet sich eine phänomenale Welt der Erkenntnis. Es ist, als könne man sein eigenes Leben, die gegenwärtigen Lebensumstände, aber auch das Universum von einem völlig neuen, erhöhten Standpunkt aus betrachten. Durch solch eine Sichtweise ist es möglich, den Sinn hinter den Ereignissen deutlich zu erkennen und zu verstehen, warum es notwendig war, daß man bestimmte Lebenssituationen angezogen

---

Muster zum Auflegen von Kristallen

Die Kommunikatoren. Direkt auf das Hals-Chakra wurde ein besonders edler Coelestin gelegt, um den Ausdruck der höchsten Wahrheit zu ermöglichen. Darunter liegt ein ungeschliffener Aquamarin-Kristall, der die Energie vom Herzen mit Hilfe zweier zweiendiger, klarer Quarzkristalle zu seinen beiden Seiten kanalisiert. Über dem Coelestin ist ein Türkis placiert, während neben ihm zwei blaue Bänder-Achate liegen, um die Wirkung zu erden. Der Türkis wird zu beiden Seiten von Chrysokollen in Edelsteinqualität verstärkt, während der darüberliegende edle Indigolith-Kristall Energie vom dritten Auge herunterleitet.

hat. Auf dieser Ebene kann man zu dem Zugang zur eigenen Akasha-Chronik finden, wenn man sich an die Eindrücke erinnert, die bestimmte Ereignisse im Laufe der eigenen Existenz hinterlassen haben. Die Quelle der Heilenergie, durch die alle Leiden gelindert und aufgehoben werden können, kann durch diese neue Erkenntnis und Sichtweise wahrgenommen und nutzbar gemacht werden.

Als Kristallheiler haben Sie die Aufgabe, die Aufmerksamkeit Ihres Partners darauf zu richten, wie er zu innerem Wissen gelangt. Man sollte mit sanfter, melodiöser und vertrauenerweckender Stimme sprechen. Durch die Kraft der eigenen Worte führt und ermutigt man, tritt in Verbindung und gestaltet das Geschehen. Klingt dem Klienten die Stimme des Heilers harmonisch im Ohr, kann ihm geholfen werden, leichter höhere Bewußtseinszustände zu erlangen, als ihm das ohne Hilfe möglich wäre. Die Kraft Ihrer Worte wird, wenn Sie diese mit der eigenen Intuition verbinden, den Behandelten zu Bewußtseinsebenen führen, welche jenen verwandt sind, die in einer hypnotischen Trance erreicht werden.

In gewisser Weise ähnelt die Einleitung der Kristall-Heilungssitzung einer Hypnose. Der hauptsächliche Unterschied besteht darin, daß der Empfänger während der Sitzung vollkommen bei Bewußtsein bleibt und sich ganz unter Kontrolle hat. Durch diese veränderte Art der Wahrnehmung, die er persönlich erlebt, sieht er die Dinge aus einem völlig anderen Blickwinkel, gewinnt wirklich neue Erkenntnisse.

Es gibt verschiedene wichtige Steine, die auf das Zentrum des dritten Auges gelegt werden können, um eine andere Bewußtseinsebene zu initiieren. Es sind Amethyst, Chrysokoll, Azurit und Sugilith, auch als Luvulith bekannt. Jeder dieser Steine hat seine eigene besondere Wirkung und kann in Verbindung mit jeweils einem anderen dieser Steine benutzt werden, um zu einer klaren Schau zu gelangen, zur Wahrnehmung der Seele mit dem dritten Auge.

Der Amethyst ist der wichtigste Stein für das dritte Auge – wie der Rosenquarz für das Herz. Beide ziehen Energie zur Selbstheilung und selbsterlangten Erleuchtung an. Der Amethyst ist der wichtige Meditationsstein, der dazu dient, den unruhigen Geist zu einem Zustand des persönlichen Friedens zu führen. Der klare, purpurrote Strahl, den der Amethyst so vollkommen reflektiert, ist wie ein Strom der Ruhe, der von den höheren Ebenen herabkommt. Der Amethyst, der die oberflächlichen Gedanken zum Schweigen bringt, läßt zu, daß man wirkliche Weisheit wahrnehmen kann.

Ein Freund des Amethysts und ebenso ehrwürdig ist einer der Edelsteine des Neuen Zeitalters, Seine Hoheit der Chrysokoll in Edelsteinqualität (»Gem Silica«). Oft wird es zusammen mit dem Amethyst auf das dritte Auge aufgelegt, um den Blick für den Bereich jenseits aller Illusionen von Zeit und Raum für das Reich des Geistes zu öffnen. Der Chrysokoll läßt den lebensspendenden blaugrünen Strahl in den Geist dringen, erweckt die inneren Sinne, die so Zeugen der Wunder des Ätherischen werden. Chrysokoll ist der reinste blaue Strahl, er repräsentiert die weibliche Intuition, Bild der Tiefe eines

stillen, klaren Bergsees, während er zugleich die Aufmerksamkeit in die Weiten des visionären Raumes lenkt. Der Chrysokoll in Edelsteinqualität ist der wichtigste Stein, den man braucht, wenn man mit der Kunst der Telepathie arbeitet, wenn man als Medium verbal exakte Wahrnehmungen übermitteln will, Vorträge hält oder beratend tätig ist. Da Blau die natürliche Farbe des Kehlkopf-Chakras ist, kann dieser Stein auch unmittelbar auf die Halspunkte aufgelegt werden, um die Übertragung visionärer Begriffe durch die Kraft des gesprochenen Wortes zur Manifestation bringen zu helfen. Der Chrysokoll in Edelsteinqualität leitet seine Heilkräfte auch ins zweite Chakra, es werden Konflikte gelöst, die aus der weiblichen Identifikation, aus sexuellen Spannungen und Fortpflanzungsstörungen entstehen. Dieser Edelstein ist ein vielfältig verwendbarer und faszinierender Kristall, der in Auflegemustern auf verschiedenartige Weise verwendet werden kann. »Gem Silica« ist ein besonders edler, leuchtender Chrysokoll und kann viele Härtegrade aufweisen. In seiner reinsten Form sollte er für das dritte Auge verwendet werden, um klare Wahrnehmung und Interpretaton visionärer Erfahrungen ungetrübt zu ermöglichen.
Azurit ist der wirkkräftigste Stein, wenn man sich bewußt darauf vorbereiten will, sich mit persönlichen Ängsten unmittelbar auseinanderzusetzen. Anders als Sodalith und Lapislazuli, die zusammen mit dem Azurit die Indigo-Dreiheit bilden, kristallisiert letzterer öfter und hat deshalb eine stärkere Fähigkeit, ins Unbewußte einzudringen. Durch die Kristallisation wird auch eine stärkere Lichtreflexion geschaffen, die den Azurit in die Lage versetzt, die Ängste aufzulösen, die an die Oberfläche kommen und den Geist in der Gefangenschaft der Ver-

gangenheit halten wollen. Azurit sollte nur benutzt werden, wenn man dazu bereit ist, in die verborgenen und blockierten Bereiche der Psyche hineinzusehen. Der Umgang mit diesem Stein sollte immer von einem hohen Bewußtsein getragen sein. Sowohl der Heiler als auch der Klient sollten über die Kräfte des Azurit Bescheid wissen und bereit sein, sich darauf einzustellen, alles, was unvermeidlich aus den dunklen Bereichen des Unbewußten aufsteigen wird, anzunehmen und damit zu arbeiten. Wenn reine Azurit-Stäbe auf das Hinterhaupt gelegt werden, kann man sich an unbewußte Ängste erinnern, die bis in die Urzeit der Menschheit zurückgehen. Es kann von Angst überlagertes Wissen über frühere Leben ans Licht gehoben werden. Es ist am besten, den Azurit gemeinsam mit dem Amethyst auf dem dritten Auge aufzulegen, um den Geist zu beruhigen und das Bewußtsein mit dem inneren Selbst in Berührung zu bringen, während man sich mit den Ursachen und Wirkungen von Angstmustern beschäftigt. Gemeinsam mit dem Malachit auf dem Solarplexus, der das Gefühlsleben klärt, ist der Azurit ein gründlicher Reiniger des Geistes, der eine harmonische Erneuerung von Denken und Fühlen möglich macht. Benutzt man ihn mit Chrysokollen in Edelsteinqualität, wird durch ihre klare Schau das tiefe Blau des Azurits noch verstärkt, denn dann kann die Seele durch alle Ängste hindurch Möglichkeiten sehen, neue Gedankensamen zu säen.

Der edle Luvulith (Sugilith) wurde auf diesem Planeten erst vor wenigen Jahren geboren und glänzt in einigen Prachtexemplaren von Edelsteinen in all seiner Würde. Wenn man den Luvulith auf das dritte Auge legt, wird seine klare Erkenntnis des Geistes dem Verstand sehr genau erklärlich machen, warum die Seele bestimmte

Erfahrungen anzieht und welche Lektionen sie lernen muß. Sehr gut kann man diesen Stein mit seinem lilaroten Gegenstück, dem passiven Amethyst, zusammen verwenden, um in die Verstandes- und Erkenntniskräfte Seelenweisheit einfließen zu lassen. Der Luvulith ist der männliche Aspekt der purpurroten Strahls, da er das intuitive Wissen auf Verstandesebene hebt, damit eine geistige Wandlung und Heilung in Gang kommen kann. Durch die Verbindung von Azurit, Edel-Chrysokoll und Luvulith auf dem dritten Auge kann man der Probleme gewahr werden, die in anderen Leben wurzeln, man kann sie klären, verstehen und von ihnen lernen. Luvulith ist der wichtigste Prüfstein dafür, daß man merkt: die Quelle des Wissens über physische Leiden kann entdeckt werden, man kann mit ihr arbeiten und einen Heilprozeß bewirken.

Die vier Steine, die Erwecker des dritten Auges, können wechselweise auf diesem Zentrum angewendet werden, um das Denken zur Ruhe zu bringen, den Menschen für innere Visionen zu öffnen, angstvolle Gedanken zu reinigen und den seelischen Sinn hinter äußeren Ereignissen zum Bewußtsein zu bringen. Diese Steinc sind sehr wirkungsvoll, wenn es darum geht, eine neue Erkenntnisweise zu initiieren. Es liegt in der Verantwortung jedes einzelnen, der diese Steine bei anderen Menschen anwendet, sich ihrer jeweiligen Wirkung ganz bewußt zu sein. Wenn man sie auflegt, sollte man die Reaktionen des Klienten sehr genau überwachen, Pulsschlag, Atemrhythmus und seine Energiemodulationen genauestens beobachten. Man lenke das Bewußtsein des Klienten auf das Licht in der zentralen Körperlinie und auf das ungestörte Fließen der Atemwellen. Wenn eine tiefe Entspannung entstanden und die Konzentration ganz auf das

Innere gerichtet ist, können die subtilen Antworten, die aus dem inneren Selbst kommen, wahrgenommen werden.
Es gibt viele Techniken, die zu einem erhöhten Bewußtsein führen können. Wir werden einige von ihnen besprechen. Es empfiehlt sich jedoch, im Gedächtnis zu behalten, daß man all das als Führung benutzen sollte, was im Augenblick, in den individuellen Umständen, durch das Wirken der Intuitionskraft wachgerufen wird.

Gewahrwerden des ganzen Körpers

Diese Technik kann man am sinnvollsten anwenden, wenn eine spezielle physische Störung bearbeitet werden soll; sie ist jedoch nicht auf solche Situationen begrenzt. Man kann sie auch benutzen, um sich ein klares Bild von potentiellen körperlichen Erkrankungen zu schaffen oder das Muster der Aura zu sehen. (Jetzt ist auch ein guter Augenblick für den Heiler, sein eigenes schützendes Umfeld visuell und geistig zu bestärken.) Man leite den Klienten mit folgenden Worten:

> Stell dir vor, du wärest einen Meter hoch über deinem Körper und sähest auf dich selbst herab. Du kannst in das Innere des Körpers schauen und die inneren Organe, die Venen, Arterien und Nerven sehen. Du kannst alle Gewebe und das Innere der Zellen sehen. Du kannst auch das Energiefeld sehen, das deinen Körper umgibt, die Farben der Aura und die Bereiche, in denen ein Schatten oder wenig Licht wahrzunehmen sind.

Wenn der Betreffende Ihnen sagt, was er sieht, sollten Sie das genau zur Kenntnis nehmen oder sich notieren und die Konzentration auf die Organe oder Bereiche lenken, die als verdunkelte wahrgenommen werden. Es sind meist jene Bereiche, in denen eine physische Störung zu finden ist oder in denen gedankliche Verhaltensmuster Blockierungen schaffen, die sich auch in körperlichen Störungen manifestieren.
Während einer Kristallbehandlung sollte man möglichst Papier und Stift zur Hand haben, um Schlüsselworte, ganze Sätze oder Anregungen festzuhalten, die man dem Klienten dann im geeigneten Moment während der Therapie vorlesen oder als Stütze für ein nachträgliches Gespräch oder Nachdenken über die Sitzung benutzen kann. Das Wiederlesen bestimmter Worte oder Sätze wird dazu beitragen, daß die Wirklichkeit der betreffenden Erfahrungen erneut erlebbar wird, es kann weitere Erkenntnisprozesse im Verlauf der Heilung möglich machen.

Die Schutzhülle

Wenn man die Aufmerksamkeit des Klienten auf die verdunkelten Bereiche lenkt, um genau zu erkennen, was diese Schatten verursacht, ist es wichtig, daß der Klient sich von Licht umhüllt fühlt. Das schafft eine größere Objektivität gegenüber allen Erinnerungen, Gedanken oder Gefühlen, die sich im Körper oder in der Aura festgesetzt haben. Die Gedanken und Gefühle, die jetzt auftauchen, sind wahrscheinlich die Ursache für die vorliegende Störung. Die Vorstellung, man sei von einer Hülle undurchdringbaren weißen Lichts umgeben – in die man sich vertieft, bevor man versucht, sich genauer mit dem Gesehenen und Empfundenen zu beschäftigen –, vermittelt ein Gefühl des Beschütztseins und der persönlichen Neutralität. Man gebe die folgende Anleitung:

> Stell dir vor, du seist von einer Schutzhülle von undurchdringlichem Licht umgeben, durch das du genau und klar wahrnehmen kannst, woraus die dunklen Bereiche entstanden sind. Wisse, daß du beschützt bist, was auch immer du siehst oder an was auch immer du dich erinnerst, und daß du dich in einer Lichthülle befindest, die dich von der früheren Erfahrung trennt und dir erlaubt, die Dinge objektiv zu sehen. Nun laß uns beobachten und wahrnehmen.

Wenn man sich auf diese Weise umhüllt, kann man die persönliche Identifikation eher lichthaft als schmerzhaft und getrübt von Krankheit, unbewußten Erinnerungen oder Dunkelheit wahrnehmen. Man sollte den Klienten während der Behandlung daran erinnern, daß er sich auch dann beschützt fühlen kann, wenn er eine tiefere Einsicht in die wirklichen Ursachen der Krankheit gewinnt. Diese Lichthülle ermöglicht es dem Klienten, in einem Zustand der Gelassenheit zu bleiben, wenn traumatische, unbewußte Erinnerungen an die Oberfläche kommen. Sie schafft auch eine bewußte Verbindung mit dem Licht als Quelle persönlicher Kraft und Heilungsenergie.

Einmal kam eine Frau zu mir in die Behandlung, deren Hand entzündet und kraftlos war, ohne daß man gewußt hätte, warum. Ich legte einen Azurit auf ihr drittes Auge, um ihr das Eindringen ins Unbewußte zu ermöglichen, und einen Amethyst darüber, der sie mit ihrer Intuition verbinden sollte. An der Schulter, am Ellbogen und am Handgelenk wurden grüne Turmaline aufgelegt, um die Nervenverbindungen zu ihrer Hand zu verstärken. Auf jedes der Chakras wurden Steine gelegt, wobei die Betonung auf dem Herz-Chakra und auf dem Solarplexus lag. Während der Kristallbehandlung übten wir das Gewahrwerden des ganzen Körpers. Dabei konnte sie ihre Hand vom Ellbogen abwärts nicht einmal sehen; sie erschien ihr wie eine dichte, graue, plumpe Masse. Nachdem sie sich mit einer Lichthülle umgeben hatte, begab sie sich in diesen grauen Bereich und erinnerte sich augenblicklich an ein Erlebnis, das sie anderthalb Monate zuvor gehabt hatte, als ihre Tochter einige Wochen lang verschwunden war. Sie hatte sich darüber so aufgeregt und war so besorgt gewesen, daß sie ihre Tochter, als sie sie wiederfand, schlug und hart bestrafte, weil sie ihr nicht sagen wollte, wo sie die ganze Zeit gewesen war. Das Schuldgefühl, das sie darüber erfüllte, ihr Kind geschlagen zu haben, war tief in den Arm eingedrungen; nun versagte er den Dienst und bereitete ihr Schmerzen. Wir umgaben das Herzzentrum mit vielen Rosenquarzen sowie grünen Aventurinen. Wir visualisierten Vergebung, Liebe und Verständnis ihr selbst gegenüber, die beim Einatmen in den Arm strömten, und beim Ausatmen ließ sie ihre Schuldgefühle und Gewissensbisse los. Als sie sich das zweitemal auf die Gewahrwerdung des ganzen Körpers konzentrierte, konnte sie ihren Arm, ihre Hand und die einzelnen Finger genau sehen. Während sie heilende Energie in ihre Hand hineinatmete und die Angst ausatmete, arbeitete ich mit einem klaren Quarzkristall, mit dem ich die Knöchel, Gelenke, Ellbogen, die Schulter und den Hals berührte. Am Ende der Sitzung war ihr Handgelenk schon beweglicher und schmerzte weniger. Ihr Programm zur persönlichen Fortsetzung der Arbeit umfaßte die wiederholte Behandlung mit Rosenquarz und grünem Aventurin, wobei sie sich auf Liebe und Vergebung sich selbst gegenüber konzentrieren sollte.

Die Inszenierung

Eine weitere Methode, eine klarere Perspektive zu gewinnen und persönliche Problembereiche genauer zu sehen, ist das Bild einer Filmleinwand oder einer Bühne, die der Klient sich vorstellt. Auf ihr werden alte Erinnerungen und unterdrückte Gefühle wieder neu dargestellt. Der Schauspieler oder die Schauspielerin auf der Bühne werden Szenen aus der Vergangenheit so spielen, wie sie sich wirklich zugetragen haben. Der wichtige Aspekt dabei ist der, daß der Klient im Zuschauerraum bleibt und all das als Film oder Theaterstück sieht, was aus dem Unbewußten heraufgeholt und neu gespielt wird. Er soll sich nicht mit dem Schauspieler oder der Schauspielerin identifizieren, sondern mit dem Produzenten oder Regisseur, also jener Person, die jederzeit »Halt« sagen und den Film oder die Szene unterbrechen kann. Das verleiht einem die Kraft und Distanz, die Vergangenheit so aufzuarbeiten, wie es dem persönlichen Gefühl entspricht.
Diese Technik sollte man am besten dann anwenden, wenn man sich mit schmerzhaften Kindheitserlebnissen auseinandersetzt. Das gibt einem die Möglichkeit, genau zu sehen, was man in der Vergangenheit gefühlt und erlebt hat. Es ermöglicht dem bewußten Erwachsenen, angespannte oder schmerzhafte Situationen aus der

Erinnerung heraufzuholen, um Heilung, Linderung und Trost zu erfahren. Ich hielt im Rircon College in Los Angeles einen Vortrag und demonstrierte dort ein grundlegendes energetisches Aufladen am Direktor des College. Als die Quarz-Druse auf das dritte Auge gelegt wurde, erinnerte er sich sofort an ein traumatisches Erlebnis, das er im Alter von fünf Jahren gehabt hatte. Wir wandten die Inszenierungstechnik an, und seine unbewußte Erinnerung wurde auf der »Leinwand« oder »Bühne« sichtbar. Mit fünf Jahren war er auf eine Glasscherbe gefallen und hatte sich an der Seite der Stirn eine tiefe Schnittwunde zugezogen, durch die auch sein Auge verletzt wurde. Man brachte ihn sofort in die Notaufnahme eines Krankenhauses und ließ ihn dort allein und blutend auf einem Tisch liegen. Seine Mutter und die Krankenschwester waren im Nebenraum, während er aus einem anderen Raum die Stimmen der Ärzte hörte, die darüber diskutierten, ob er auf diesem Auge für immer blind bleiben würde. Schließlich konnten die Glassplitter entfernt werden und seine Sehkraft wurde wiederhergestellt. Das Trauma jedoch und das Gefühl der Verlassenheit, das er damals empfunden hatte, trug er in seiner Aura noch immer mit sich herum (über der Seite seines Kopfes, an der er die Verletzung erlitten hatte). Interessant ist auch die Tatsache, daß er, als ich unter den Zuhörern Kristalle herumreichte, damit sie sie in der Hand halten und ihre Qualitäten erspüren konnten, instinktiv einen Kristall auf jenen Teil seines Kopfes legte.

Dann bat ich ihn zu sagen, was diesem verängstigten kleinen Knaben gesagt werden mußte. Indem sein bewußtes Erwachsenen-Selbst sich durch die Illusion der Zeit hindurch zurückbewegte, kehrte er zu jenem Ereignis zurück. Er sprach tröstende Worte zu dem zu Tode erschrockenen Kind und versicherte ihm, daß es nicht allein sei, alles sei gut geworden. Im Geiste sah er, wie sein Erwachsenen-Selbst sein Kind heilte. Er war in der Lage, das längst vergessene Trauma loszulassen, das bis zu dieser Zeit Gefühle der Verlassenheit und Angst in ihm wachgerufen hatte.

Die Inszenierungstechnik kann auch bei der persönlichen Meditation genutzt werden, wenn der Betreffende sich mit der Beobachterrolle identifizieren kann und wenn er bewußt in der Gegenwart bleibt. Der Kristallheiler ist dafür verantwortlich, dem Klienten bei der Identifikation mit dem Regisseur zu helfen und ihn dazu zu führen, daß er mit seinem bewußten Erwachsenen-Selbst das verletzte Kind trösten und heilen kann, indem er sich ihm ganz zuwendet.

Sich dem Kind in uns zuwenden

Es kann sehr viel Gutes bewirken, in die Vergangenheit zurückzugehen und zu sehen, wie unsere Lebenseinstellung und unsere Vorstellungen entstanden sind und wo wir der Heilung bedürfen. Es stärkt in uns die Sicherheit, daß wir uns selbst Geborgenheit geben können, wenn andere Menschen das nicht können oder nicht wollen. Das ist die Grundlage für eine verzeihende Haltung und gibt uns die Möglichkeit, die volle Verantwortung für uns selbst zu übernehmen, anstatt das Leben, andere Menschen oder Gott für unser Leiden verantwortlich zu machen. Wenn das Kindheits-Selbst im Inneren geheilt und in das bewußte Erwachsenen-Selbst integriert ist, können emotionale und gedankliche Muster sich verändern, die sich oft aus unserer längst vergessenen, getrübten Vergangenheit heraus entwickelt haben. Dann können wir mit dem Leben zurechtkommen, die eigene Kraft entdecken und die Aufmerksamkeit auf das lenken, was wir aus unserem Leben machen wollen, anstatt unbewußt durch das verletzte Kind in unserem Innern manipuliert zu werden.

Das Kind in uns ist jenes kleine Mädchen oder jener kleine Junge, der sich vielleicht irgendwann in seinem Leben ungeliebt, verlassen oder mißverstanden fühlte. Es sind auch die Unschuld, das Vertrauen und der Glaube an das Wunderbare im Leben. Das Kind begegnet jedem Augenblick mit Empfindsamkeit und Begeisterung und strahlt eine Freude aus, die nur in einem unverdorbenen, ungestörten Gemüt leben kann. Es ist ein Teil unseres Selbst, der erkannt werden muß und oft der Heilung bedarf. Er ist es wert, daß wir uns auf den Weg zu ihm zurück machen.

Rosenquarz und grüner Aventurin sind die beiden besten Steine für das Herz-Chakra, wenn wir versuchen, uns dem inneren Kind zuzuwenden. Rosenquarz hat die Kraft, die Herzenergie nach innen zu lenken, das Selbst zu heilen, das Selbstbild durch Initiation in wirkliche Liebe zu sich zu verwandeln. Rosenquarz wird die Erkenntnis vermitteln, daß Versöhnlichkeit die einzige Möglichkeit ist, zu innerem Frieden zu gelangen, da er uns lehrt, wie wichtig wirkliche Fürsorglichkeit und Zuwendung sind. Rosenquarz versteht wie kein anderer Stein, daß nur Mitleid jene Abgründe ausfüllen kann, die durch äußere Einflüsse nie ausgefüllt werden können. Mit der Weisheit des Herzens ist es möglich, im eigenen Selbst die wahre Quelle der Liebe zu finden und zu einer persönlichen Festigkeit zu gelangen, die durch nichts erschütterbar ist. Rosenquarz ist der wichtigste Stein für das Herz-Chakra und wird gewöhnlich bei jeder Kristallbehandlung aufgelegt. Entsprechend der behandelten Person und den Umständen, unter denen man arbeitet, können unbesorgt auch mehrere Rosenquarzkristalle verwendet werden.

Grüner Aventurin ist auch ein Quarzkristall (siehe Kapitel 15, Abschnitt »Grüner Aventurin«), und zwar einer der wirksamsten Heilsteine, die es gibt. Er läßt seinen reinen grünen Strahl in geistige, emotionale und physische Bereiche dringen. Benutzt man ihn am Herz-Chakra, wird er ebenso die Heilung des Emotionalkörpers wie aller entsprechenden physischen Störungen in Gang setzen. Der grüne Aventurin ist wie ein guter Arzt, der die Kraft vermittelt, wieder gesund zu werden, gleichgültig, was für Probleme man hat. In Verbindung mit dem Rosenquarz entsteht eine sehr dynamische Wirkung, die vor allem die Liebes- und Heilkräfte in der Tiefe des Herzens kräftigt.

Man sollte seine Intuition und seine schöpferische Eingebung benutzen, wenn man diese Steine ganz nach dem eigenen Empfinden auf dem Herz-Chakra auslegt. Man kann soviel Rosenquarz und grünen Aventurin benutzen, wie man bei jedem Heilungsprozeß für notwendig hält. Bei diesen Steinen braucht man nicht besorgt zu sein, daß man sie zu oft benutzen oder zu viele von ihnen auflegen könnte, da zuviel Liebe wohl selten Schaden anrichten wird. Es ist jedoch wichtig, diese Steine nach jedem Gebrauch gründlich zu reinigen.

Wenn die Klienten mit Erinnerungen aus der Vergangenheit oder früheren Gefühlen in Berührung kommen, geschieht es häufig, daß sie ein intensives Gefühl emotionaler Befreiung erleben. Man sollte solche Ausbrüche immer zulassen. Das Zum-Ausdruck-Kommen oder Zulassen unterdrückter Emotionen ist ein ganz wesentlicher Faktor im Heilprozeß. Die Aufgabe des Kristallheilers besteht hierbei darin, eine Rückführung und Konzentration der Identität auf die zentrale Linie, auf die den Atem begleitenden Bildvorstellungen zu erleichtern. Dadurch kann der emotionale Ausbruch durch die bewußte Identifikation mit den Licht- und Konzentrationskräften neutralisiert werden. Oft können in solchen Augenblikken der emotionalen Befreiung Szenen und die damit verbundenen Gefühle wieder aufsteigen, an die man sich vielleicht, seitdem sie sich zutrugen, nicht mehr erinnert hat, die aber wichtige Faktoren für gegenwärtige Lebenseinstellungen und Denkweisen sind. Wenn man sich von der Last unterdrückter Gefühle befreit hat, ist es möglich, die Szene noch einmal vor sich erstehen zu lassen und sich zugleich das zukommen zu lassen, was man braucht.

Eine Frau, mit der ich arbeitete, hatte Angst vor zu großer Nähe und war von einem tiefen Gefühl der Verlassenheit erfüllt. Um mit dieser Angst zu Rande zu kommen, wurde ein Azurit auf ihr drittes Auge gelegt; über und unter den Azurit legte ich Chrysokolle, um eine tiefere Einsicht in die Zusammenhänge zu ermöglichen. Verschiedene Rosenquarzkristalle umgaben einen Kunzit-Edelstein auf dem Herz-Chakra, um alte Erinnerungen und Gefühle mit der Kraft der Selbstliebe zu durchdringen. Auf dem Solarplexus lagen Malachit und Rhodochrosit, um damit an alte Gefühle heranzukommen und das Herz-Chakra mit dem Nabel zu verbinden. Citrin am Nabel und schwarzer Turmalin auf der Leistengegend ermöglichten ihr, das physische Wohlbefinden zu steigern, indem sie die Gefühle des Wohlwollens sich selbst gegenüber verstärkten.

Als die Steine ausgelegt waren, wandten wir die Inszenierungstechnik an, und sie begab sich zurück in die Zeit, als sie vier Jahre alt war, während deren sie sich ein Bein brach. Sie merkte, daß sie sich diese Situation selbst geschaffen hatte, um dadurch mehr Liebe und Zuwendung von ihren Eltern zu erlangen. Anstatt aber die ersehnte Zuneigung zu bekommen, wurde sie in einem Streckverband ins Krankenhaus gebracht, während ihre Eltern für zwei Wochen in Urlaub fuhren. Sie war in Tränen aufgelöst; da kam die Krankenschwester herein und sagte, sie dürfe nicht weinen, weil das die anderen Kinder im Krankenzimmer beunruhigen könnte. Das war der Augenblick in ihrer Kindheit, in dem sie sich ganz in ihr Selbst verschloß. Während der Kristallbehandlung ließ sie ihren Tränen freien Lauf und konnte so auch ihre unterdrückten Emotionen befreien. Das gab ihr die Möglichkeit, Gefühle wahrzunehmen und zu zeigen, die sie jahrelang in sich aufgestaut hatte. Sie weinte lange und heftig. Als die Tränen versiegten, gingen wir zu jenem Kind zurück, während ihr bewußtes Erwachsenen-Ich es in die Arme nahm, tröstete, besänftigte und ihm all seine Liebe zuwandte.

Manchmal kann es helfen, eine Hand auf das Herz-Chakra zu legen und die andere entweder auf den Kopf oder den Nabel, um eine Polarität zu schaffen, innerhalb deren die emotionale Energie wieder in ihren natürlichen

Kreislauf fließen kann. Es ist sehr wichtig, dem Klienten in diesen entscheidenden Augenblicken zu vermitteln, daß Sie für ihn wie für das Kindheits-Selbst, das geheilt werden soll, da sind und beide lieben. Diese Liebes- und Heilenergie lassen Sie in die wiederauflebende Lebensszenerie und ins Innerste der Problematik fließen. Sehr günstig ist es auch, wenn man das Erwachsenen-Selbst laut zu dem Kind sprechen läßt und alles Gehörte niederschreibt. Diese Niederschrift wird später eine Stütze sein, die der Klient benutzen kann, um den Heilungsvorgang zu verstärken und das neu erlangte Wohlergehen des Kindes in sein alltägliches Erwachsenen-Leben zu integrieren.

Die Solarplexus-Reiniger

Das Freiwerden unterdrückter Gefühle wird erleichtert durch das Auflegen verschiedener Steine auf den Bereich des Solarplexus. Malachit ist der Stein mit der größten Emotionalreinigungs- und -erneuerungskraft. Er kann ganz gewiß in die ungelösten Konflikte eindringen, die sich am Solarplexus angesiedelt und den Weg zum Herzen blockiert haben. Malachit ist für den Emotionalkörper, was der Azurit für den Geist ist. Beide haben sie eine sehr durchdringende Wirkung und bringen zum Bewußtsein, was unter der Oberfläche verborgen, unsichtbar und möglicherweise gefahrbringend ist.
Der Malachit verbündet sich mit dem Azurit (Indigo) und dem Chrysokoll (Himmelblau oder Meerblau) zu einer einzigartigen Verbindung. Die Tiefen, die Malachit und Azurit gemeinsam erreichen können, werden von jedem der beiden Steine einzeln nie erreicht. Malachit

und Azurit werden, wenn sie auf beide Seiten eines großen runden Malachitkristalls gelegt werden, Zugang zu den geistigen Entsprechungen und unbewußten Erinnerungen verschaffen, die mit emotionalem Streß verbunden sind. Wenn Malachit-Chrysokoll-Kristalle benutzt werden, um einen großen Malachit-Kristall auf dem Solarplexus zu umrahmen, kann das friedliche Blau des Chrysokolls die scharf durchdringende Kraft des Malachits mildern. Malachit-Chrysokoll-Steine können auf dem Solarplexus auch allein ausgelegt werden, um den Reinigungsprozeß zu erleichtern; man verwendet sie oft, wenn die Wirkung eines Malachits zu heftig wäre oder wenn der Betreffende nicht bereit ist, in die Tiefen des Solarplexus hinabzutauchen. Malachit hat in Verbindung mit Chrysokoll und im Einklang mit dem blauen Strahl größere Heilfähigkeiten und mehr Möglichkeiten, zur Auflösung eines emotionalen Knotens beizutragen, als er es alleine hätte.

Malachit ist einer der wichtigsten Steine; er weist hin auf den Unterschied zwischen einer einfachen Kristallheilung, die zum grundlegenden Energieausgleich führt, und einem höheren Legemuster, welches dazu bestimmt ist, all das zu klären, was dem spirituellen Wachstum hinderlich sein könnte. Malachit bedeutet »emotionale Befreiung« und holt hervor, macht deutlich und reflektiert, was an unterdrückten Emotionen vorhanden ist. Der Malachit allein jedoch hat nicht die kristalline Kraft, sie aufzulösen. Deshalb ist es am besten, man benutzt den Malachit mit kleinen einendigen oder doppelendigen Bergkristallen, die man um ihn herum anordnet. Es sollten wenigstens vier Bergkristall-Prismen in Richtung eines großen Malachits auf dem Solarplexus weisen, die ihn davor schützen, zuviel emotionale Energie vom

Klienten zu absorbieren, und dem Behandelten helfen, die auftauchenden Emotionen auch freigeben zu können.

Rhodochrosit ist ebenso ein sehr wirksamer Stein, den man über oder unter den Malachit legt, um bei Kristall-Heilungsprozessen emotionale Ausbrüche zu assimilieren und zu verkraften. Mit seiner schönen Pfirsichfarbe kann der Rhodochrosit das Orangegelb des Nabels mit dem Rosa des Herzens wirkungsvoll verbinden und so eine harmonische Beziehung zwischen beiden Energiezentren schaffen. Der Rhodochrosit allein auf dem Solarplexus-Bereich wird eine Verbindung und Harmonisierung der unteren Zentren mit den oberen schaffen und ein Gefühl der Integration zwischen physischem und spirituellem Körper entstehen lassen.

Kapitel 4

Zeitreisen

Wir sind so konditioniert und programmiert, daß wir die Zeit als ein lineares Geschehen mit einem Anfang, einer Dauer und einem Ende betrachten. Da wir schon mit den Vorstellungen von dieser Wirklichkeit geboren werden, sehen wir auch uns selbst als lineare Wesen und die Realität des Lebens als dreidimensional. Selbst jene Menschen, die sich bewußt sind, daß sie früher schon einmal lebten und zu anderen Zeiten an anderen Orten andere Existenzen hatten, sehen dies dennoch als Vergangenheit und das gegenwärtige Leben als Gegenwart mit einer Zukunft, die irgendwo vor ihnen liegt.

Unser jetziges Leben ist nur eine Facette dessen, was wir sind. In uns liegt die Möglichkeit, ein vieldimensionales Wesen zu sein, das (von der allgemeinmenschlichen Anlage her) die Fähigkeit hat, unseren Bewußtseinszustand in die vierte Dimension zu erheben – in das vierte Chakra, das Herz, um so die Macht der Liebe zu verkörpern. Unser wahres Wesen wird nie aufhören zu existieren. Es wird seine Form Myriaden Male verändern und sich selbst auf vielfältigste Weise ausdrücken. Wir werden auf dieser Erde tanzen und dann auf den Sternen und im Licht, das der Mittelpunkt der Galaxis ist. Deshalb müssen wir unsere Vorstellungen von Leben und Tod, von Zeit, von uns selbst und dem Universum, dessen Teil wir sind, erweitern. Daß wir uns selbst von den Wunden heilen, die unsere Herzen quälen und die uns daran hindern, das Wesen der Liebe zu verkörpern, ist der erste Schritt.

Während einer Kristallbehandlung kann die Illusion der Zeit aufgelöst und die Wirklichkeit des ewigen Augenblickes erlebt werden. Wenn wir das Leben außerhalb einer linearen Zeitfolge wahrnehmen können, ist es möglich, uns mit dem Wesenskern des Selbst zu identifizieren, der immer wieder neu lebt, und die Kulmination aller Lebenserfahrungen zu entdecken. Dann können all unsere vergangenen Leben, das Leben, dessen wir uns jetzt bewußt sind, und jene, die in der Zukunft liegen, in einem gegenwärtigen Zustand bewußter Wahrnehmung verschmelzen. Wenn die Gesamtheit unseres Daseins sich mit dem ewigen Augenblick der kosmischen Zeit vereinigt, wird die eigentliche Realität erlebt und aufgenommen.

In diesem Zustand des Bewußtseins ist es möglich, die Zeit zwischen den verschiedenen Leben in der Vergangenheit oder Zukunft zu überbrücken und diese simultanen Ausdrucksweisen von Persönlichkeit, Ich und Sinngebung in einem vereinigten Wesen zu verbinden – einer Metaseele, die in Einklang mit der ewigen Gegenwart des »Jetzt« ist. Wenn wir es lernen, durch die Zeit zu reisen, wird es uns möglich sein, die Lektionen, die in den Erfahrungen aller Leben liegen, zu integrieren und eine Brücke zu schlagen zwischen unseren parallelen Existenzen und fragmentarischen Identitätsaspekten, woraus ein einheitliches, übergreifendes Selbstgefühl entsteht. Stellen Sie sich vor, welche Freiheit es bedeutet, Frieden und Freude in der dritten Dimension schaffen zu können, ohne dabei durch Zeit und Raum gebunden zu sein!

Es mögen viele Leben vergangen sein, seit die Seele bewußt mit dem Licht eins war. Bei manchen Menschen sind ganze Generationen und riesige Zeiträume vergangen, ohne daß sie persönliche Führung aus ihrer inneren Quelle erlebt haben. Jetzt ist es, auch durch die höheren Stufen von Kristall-Heilungstechniken, die sich mit der Therapie vergangener und zukünftiger Leben befassen, möglich, wieder den segensreichen Einfluß des spirituellen Bereiches im innersten Selbst zu erleben und die persönliche Entwicklung voranzubringen.

Therapie der vergangenen und zukünftigen Leben

Man macht ziemlich viel Aufhebens um die Reinkarnationstherapie, sie wird sozusagen zu einer emotionalen Sensation, und es ist auch wirklich aufregend, wenn man das Wissen und die Erfahrung hat, schon einmal gelebt zu haben. Der Sinn, sich an solche Identitäten zu erinnern, liegt jedoch nicht darin, sich nur neue Bilder von sich selbst zu schaffen. Es geht vor allem darum, die Lektionen zu lernen, die in vergangenen und zukünftigen Existenzen liegen und oft ihre karmischen Niederschläge in diesem Leben finden. Im Idealfall ist es wesentlich sinnvoller, die eigene Identität im richtigen Augenblick zu fixieren, denn darin liegt alle Kraft, alles Wissen, alle Gegenwart und aller innerer Frieden.
Wenn Kristalle innerhalb der Aura angewendet und Amethyst, besonders edler Chrysokoll (»Gem Silica«), Azurit und Luvulith auf das dritte Auge gelegt werden, kann der Geist wenigstens zeitweise von den Illusionen und engen Begriffsvorstellungen gereinigt werden, die das Bewußtsein manchmal ganz vereinnahmen. In diesem Zustand ist es möglich, durch die Begrenzungen hindurch- und über die Begrenzungen hinauszusehen, die in der tunnelartigen Sicht des linearen Denkens

liegen. Zeit und Wirklichkeit, wie wir sie bisher erlebt haben, werden aufgelöst durch die Erfahrung der unbegrenzten Dimensionen, die sich einem durch die Visionen des dritten Auges offenbaren. Stellen Sie sich vor, Sie sähen unseren kleinen Planeten Erde von der Sonne aus oder Sie könnten Ihre Perspektive dergestalt erweitern, daß Sie sogar unsere Milchstraße vom Zentrum des Kosmos aus betrachten könnten. Diese Art von Bewußtsein kann initiiert werden, wenn der Geist frei geworden ist von der dreidimensionalen Wirklichkeit und sich in die Unendlichkeit des Geistes hinein erweitert.

Der Sinn einer Rückführung in vergangene Leben oder eines Vorhersehens zukünftiger Leben liegt darin, herauszufinden, welche »Magnete« in unseren vergangenen oder zukünftigen Ausdrucksmöglichkeiten liegen, die unser Bewußtsein und unsere Handlungen an die Illusion von Zeit und Raum gebunden halten. Im Augenblick nutzen wir nur etwa zehn Prozent unseres Gehirnvolumens, das heißt unserer geistigen Fähigkeiten. Wir sind in der Lage, unsere Gedanken so zu erweitern, daß wir die ganze Ausdehnung des Universums umfassen können. Wenn wir als fragmentarische Wesen leben, deren Identität teilweise an Vergangenheit und Zukunft gebunden ist, so ist es ausgeschlossen, unsere geistigen Möglichkeiten vollständig nutzen zu können. Das Potential der Therapie vergangener und zukünftiger Leben liegt darin, die Knoten in unseren vielfach existierenden Ichs zu lösen und eine Brücke des Bewußtseins zwischen ihnen zu schaffen, auf der das Licht der Seele zu uns gelangen kann.

Die Erinnerung an vergangene oder zukünftige Leben geschieht bei Kristallbehandlungen nur dann, wenn das gegenwärtige Leben durch etwas berührt wird, was in einer anderen Existenz Bedeutung hatte und geklärt werden muß; etwas, von dem man lernen muß, um Wissen zu erlangen oder um in diesem Leben einen Zyklus zu vollenden. Wenn jemand mit einer Erbkrankheit geboren wurde oder wenn in den ersten drei oder fünf Lebensjahren drastische Umstände eintreten, ist das ein Hinweis darauf, daß Karma aus früheren Existenzen in dieses Leben hineinwirkt. Unter diesen Umständen kommen die Auswirkungen einer vergangenen oder zukünftigen Existenz in der Gegenwart unmittelbar zur Auswirkung.

Wie das Erwachsenen-Selbst in der Zeit zurückgeht und sich des Kindes annimmt, das es selbst einmal war, wird das vergangene oder zukünftige Leben durch das andere Selbst besucht, das man jetzt ist. Dies gibt einem die einzigartige Möglichkeit, einem Aspekt des eigenen Selbst, der simultan in einer parallelen Realität innerhalb einer anderen Zeitzone existiert, als Führender oder Schutzengel zu dienen. Mit Hilfe der Lichtkräfte, die durch die Kristalle erzeugt werden, ist es möglich, tatsächlich die vergangene Geschichte zu verändern, sie neu zu erschaffen, indem man die Lektionen, die einen die Ereignisse der Vergangenheit lehren sollten, jetzt lernt. Wenn man eine vergangene Zeit bewußt neu schreibt und neu bearbeitet und dabei eine positive Einstellung zu sich selbst hat, kann das unermeßlich gute Auswirkungen auf das Leben haben, in dem wir jetzt leben. Ebenso sollte man offen und empfänglich sein, um von unserem zukünftigen Selbst etwas zu erfahren, da es uns vielleicht jetzt Führung und Anleitung geben kann.

Jeder der Erwecker des dritten Auges (siehe Kapitel 3, Abschnitt »Die Erwecker des dritten Auges«) kann während einer Kristallbehandlung auf die Stirn gelegt werden, um eine Erinnerung an andere Leben wachzurufen. Die wirkungsvollsten Steine in dieser Kategorie sind Azurit-Knollen oder Stäbe von Edelsteinqualität und hochkarätige Luvulithe. Die Kraft dieser Steine kann, wenn man sie gemeinsam auflegt, in die Tiefen des unbewußten Geistes eindringen, wo alle Erfahrungen gesammelt sind (Azurit), und das dort Wahrgenommene in ein konkretes Wissen umsetzen, das für die gegenwärtigen Umstände relevant wird (Luvulith). Wenn ein Azurit auf das dritte Auge gelegt wird und man einen Luvulith-Kristall darüber placiert, kann man Zugang zur persönlichen Akasha-Chronik gewinnen.
Eine weitere wirksame Kombination für das dritte Auge besteht aus einem edlen Chrysokoll, über dem ein klarer Bergkristall mit zwei Enden liegt, von denen eins auf den Edelstein zeigt und das andere auf das Scheitel-Chakra. Ein zweiter Quarzkristall mit einer ähnlichen Form kann über den Kopf gelegt werden, wobei eine Spitze auf das Scheitel-Chakra weist und die andere der Aura zugewandt ist. Der Chrysokoll wird die innere Visionskraft erweitern, damit simultane Existenzen wahrgenommen werden können, während die Kristalle mit zwei Spitzen die notwendigen Verbindungen herstellen.
Wenn man eines dieser Legemuster benutzt, ist es wichtig, daß andere Steine auf das Nabelzentrum, auf die Lenden und Füße ausgelegt werden, damit ein Gegengewicht zur Erweiterung der Kopfzentren geschaffen wird. Ein Tigerauge ist der beste Stein für den Nabelbereich;

er erdet und integriert die goldenen Energien des Scheitel-Chakras in die physischen Realitäten. Ein grünschwarzer Turmalin in der Lendengegend wird die höheren Frequenzen in den Körper überleiten, die dann zur physischen Heilung und zum Wohlbefinden assimiliert werden können. Rauchquarzkristalle mit natürlich gewachsenen Spitzen, die zu den Füßen weisen, vervollständigen den Energiefluß.

Wenn man Steine in der Absicht auf dem Körper auslegt, in der Zeit umherzuwandern und zu anderen Leben zu gelangen, ist es notwendig, daß wenigstens ein Stein auf jedem Chakra liegt, damit das gesamte Chakra-System zentriert und ausgeglichen wird, während das Bewußtsein sich in andere Dimensionen bewegt. Die Steine für den Halsbereich sind dazu da, in die Stimme überzuleiten, was in veränderten Bewußtseinszuständen gesehen und erfahren wird. Diese Steine sind beispielsweise Aquamarin, Coelestin und Chrysokoll in Edelsteinqualität.

Ein klarer Generatorkristall kann nach dem ersten Auslegen der anderen Steine in der Aura angewendet und fünfzehn Sekunden lang über jeden wichtigen Chakra-Stein (von unten beginnend) gehalten werden, um jedes der Zentren mit Energie aufzuladen und die feinstofflichen Energiesysteme auszugleichen. Wenn der Generatorkristall am dritten Auge und am Scheitel-Chakra angelangt ist, sollte man sich sehr sensibilisieren und seine Intuitionskraft benutzen, um die Reaktionen zu spüren, welche die weitere Bewegung des Kristalls bestimmen. Vielleicht werden Sie empfinden, daß der Kristall Sie dazu anregt, ihn im Uhrzeigersinn kreisen zu lassen, um das dritte Auge zu öffnen, oder Sie spüren, daß es gut wäre, den Kristall, der auf dem dritten Auge liegt, tatsächlich zu berühren. Es gibt hier keine festen Regeln, es hängt immer von dem Umständen, von der betreffenden Person und von der Intuition des Augenblickes ab.

Rückführung und Vorschau

Manchmal werden während einer Kristallbehandlung Bilder auftauchen, die scheinbar weder einen Sinn haben noch mit Erinnerungen verbunden sind. Diese Eindrücke können dann zutage treten, wenn wir in die Schattenbereiche der Aura hineinsehen oder uns des ganzen Körpers gewahr werden; oft resultieren sie auch daraus, daß Gefühle bis zu ihrer Quelle zurückverfolgt werden. Immer wenn solche Bilder auftauchen, sollte man sie annehmen und sich in sie vertiefen, wodurch man die unbewußten Erinnerungen gleichsam wie ein Tonband wieder ablaufen lassen kann. Auch in solchen Augenblicken sollte man sich in eine Schutzhülle aus Licht begeben und sich selbst mit dem Licht, das mit jedem Atemzug durch das Zentrum des Körpers fließt, identifizieren. Jede emotionale Belastung kann neutralisiert werden, und die Auswirkungen karmischer Bindungen können etwas sein, aus dem man lernt und von dem man frei wird, wenn das Bewußtsein auf das Licht, auf das höhere Selbst, konzentriert bleibt. Sonst könnte man sich zu tief in die Identitäten vergangener Leben hineinbegeben und den Überblick über das gesamte Bild verlieren. Die Aufgabe des Kristallheilers liegt bei dieser Art von Therapie darin, das Bewußtsein des Klienten zurück zum Licht zu führen, damit er die aufsteigenden Bilder aus der Perspektive seines Körper- und Seelenzentrums wahrnimmt. Der zu Heilende sollte sich bemühen, loszulassen, nichts mehr festzuhalten und alles dem Licht und der Quelle seines Seins zu überlassen. Diese innere Bereitschaft läßt eine Erkenntnis der persönlichen Lektionen zu, das Freiwerden unterdrückter Emotionen, die Heilung des Körpers und die Selbstverwirklichung der Seele.

Ich arbeitete einmal mit einer Frau, die das Gefühl zu großer Schwere und Fülle um die Hüften hatte, was ihr Selbstbild beeinträchtigte und es ihr erschwerte, jemanden zu finden, mit dem sie eine sinnvolle Beziehung eingehen konnte. Sie fühlte sich in ihrem Unterleib unwohl, es war, als gehöre er nicht zu ihr. Ich legte einen hochkarätigen Luvulith zusammen mit einem edlen Chrysokoll und einem Azurit auf das dritte Auge, damit die Frau in ihr Unbewußtes eindringen und tiefere Einsicht gewinnen könne. Auf den Hals wurde ebenfalls ein Chrysokoll gelegt, um den verbalen Ausdruck dessen zu erleichtern, was sie innerlich wahrnahm. Rosenquarz und rosafarbene Turmaline bildeten ein wunderschönes Mandala der Liebe auf dem Herzen, das zu Selbstheilung und Selbstausdruck führen sollte. Ein natürlich gewachsener Citrin-Kristall auf dem Nabel wies zu drei hochkarätigen Carneolen hin, die in Dreiecksform auf dem zweiten Chakra auflagen, um die persönliche Kraft und schöpferische Energie in ihre Beine und Hüften zu lenken. Dunkelgrüne und schwarze Turmalin-Kristalle wurden auf dem Rist der beiden Füße, auf Knöcheln, Knien, Hüften und Lenden aufgelegt, wobei die Spitzen nach unten zeigten, um die Energie in den unteren Teil ihres Körpers zu lenken und ihn zu erden. Mit einem Malachit auf dem Solarplexus, der die unterdrückten Emotionen wie ein Spiegel aufnehmen sollte, und einem Rhodochrosit unterhalb des Malachits zur Verbindung des Her-

zens mit dem Nabel waren die Voraussetzungen geschaffen, um mit der Therapie zu beginnen.
Als wir mit dem Gewahrwerden des ganzen Körpers begannen, sah die Frau dunkle Wolken um ihre Hüften, vor allem um die rechte. Nachdem sie durch die Schutzhülle mit Licht umgeben worden war, begaben wir uns in den verdunkelten Bereich, woraufhin sie unmittelbar Bilder von sich selbst als Mann Anfang des 19. Jahrhunderts in den undurchdringlichen Wäldern Kanadas sah. Sie (er) spaltete neben seiner Holzhütte Holzscheite für den Winter und hackte sich in die Hüfte, als die Axt seiner Hand entglitt. Da er so weit entfernt von einer Stadt lebte, konnte er nicht die richtige medizinische Behandlung erhalten und mußte schließlich das rechte Bein amputieren lassen. So blieben seine Frau und sein kleines Kind ohne männliche Hilfe. Weil er zu den meisten Arbeiten nicht in der Lage war, fühlte er sich im Laufe der Jahre immer nutzloser und verstörter. Er litt unter unsagbaren Schuldgefühlen und glaubte, er habe als Mann und Vater versagt. (Das hinderte sie daran, jetzt in ihrem Leben eine sinnvolle Beziehung einzugehen.)
In diesem Stadium der Behandlung benutzte ich einen klaren Bergkristall und leitete heilende Energie in bestimmte Punkte ihrer Zehen, Knöchel, Knie, Oberschenkel und Hüften, vor allem auf der rechten Seite.
Bei unserer Reise durch die Zeit verband meine Klientin ihr Bewußtsein mit dem seinen und führte ihn dazu, das Beste aus seiner Situation zu machen, anstatt in Selbstmitleid zu zerfließen. Sie führte ihn dazu, das zu tun, was notwendig war, und alles anzunehmen, was ihm im Leben widerfuhr. Als das Unbewußte des Mannes diese Botschaft empfing, gab sie ihm, gleich Samenkörnern, Gedanken, die sein übriges Leben auf positive Weise

beeinflussen sollten. Dann gestaltete sie ihre Erinnerung um; der Mann starb nun nicht im Gefühl seiner Wertlosigkeit, sondern lernte im weiteren Verlauf seines Lebens aus seiner Erfahrung und begann das Leben dennoch zu lieben. Dadurch wurde er fähig, über seine Behinderung hinauszugehen und durch sie sogar noch stärker zu werden. Nach der Kristallbehandlung hatte meine Klientin das Gefühl, als habe sie selbst die Lektionen, die er gelernt hatte, in sich aufgenommen. Ihre Beine fühlten sich offen und frei an, sie stand fester auf der Erde. Sie war sich bewußt, daß sie ihre persönliche Geschichte neu geschrieben hatte und dadurch auch ihre anderen Leben sich positiv veränderten.

Wenn man mit jemandem arbeitet und erlebt, wie dessen Erinnerung wie ein Film wieder abläuft, sollte man zulassen, daß alles Erlebte vollständig in Worte gefaßt wird. Damit kann man dem Betreffenden helfen, zu verstehen, wie diese Ereignisse in die gegenwärtigen Umstände eingeordnet werden können und worin die Lektion besteht, die auch das gegenwärtige Leben betrifft. Oft wird der Kristallheiler Einsichten und einen größeren Abstand haben und die Zusammenhänge besser überschauen, denn er ist neutraler, weil es sich nicht um seine persönlichen Erfahrungen handelt.

Spurensicherung

Eine der Techniken, die bei der Beschäftigung mit vergangenen Leben angewandt wird, heißt »Spurensicherung«. Hierbei versuchen wir, ein Gefühl herauszufinden, das im Leben eines Menschen vorherrschend war, beispielsweise Wut, Angst oder Sorge. Es hat immer viele

Situationen im Laufe dieses Lebens gegeben, in denen sich die gleichen Grundkonstellationen wiederholten und in denen das Drama dieses Gefühls immer wieder gespielt wurde. Bei der Spurensicherung sollte man den Betreffenden durch das gegenwärtige Leben zurück zu den wichtigsten Erinnerungen führen, bei denen dieses Gefühl eine Rolle spielte. Dabei sollte man jede Erinnerung durch den Atem sich »entladen« lassen und sich der vergangenen Ichs dieses Lebens – des Heranwachsenden, des Kindes, des Kleinkindes – annehmen. Oft wird dieser Prozeß mehrere Kristallbehandlungen in Anspruch nehmen, bis überhaupt genug Klarheit erreicht ist, damit man mit dem bewußten Denken eine Brücke in ein vergangenes oder zukünftiges Leben schlagen kann.

Muster zum Auflegen von Kristallen

Die Heiler des Herzens. In der Mitte der Brust liegt der wichtigste Stein für das Herz, ein Rosenquarz, der Liebe und Mitgefühl sich selbst gegenüber weckt. Er ist auf vier Seiten von der Heilenergie des grünen Aventurins und von vier kleinen, rosafarbenen Turmalin-Stäben umgeben, die zwischen den Aventurinen liegen und dafür sorgen sollen, daß die Liebe sich ausbreitet. Fünf rosafarbene und grüne Turmaline bedecken in einem Boden den oberen Brustbereich und helfen dem Herzen, sich über das Kehlkopf-Chakra in Worten auszudrücken. Ein Kunzit liegt unter dem unteren grünen Aventurin, um das Herz-Chakra zu aktivieren; er wird begleitet von den erdenden Energien der Rhodonite auf seinen beiden Seiten. Ein rundgeschliffener Rhodochrosit liegt darunter auf dem Solarplexus, um die Liebesenergie des Herzens in das Nabelzentrum zu leiten.

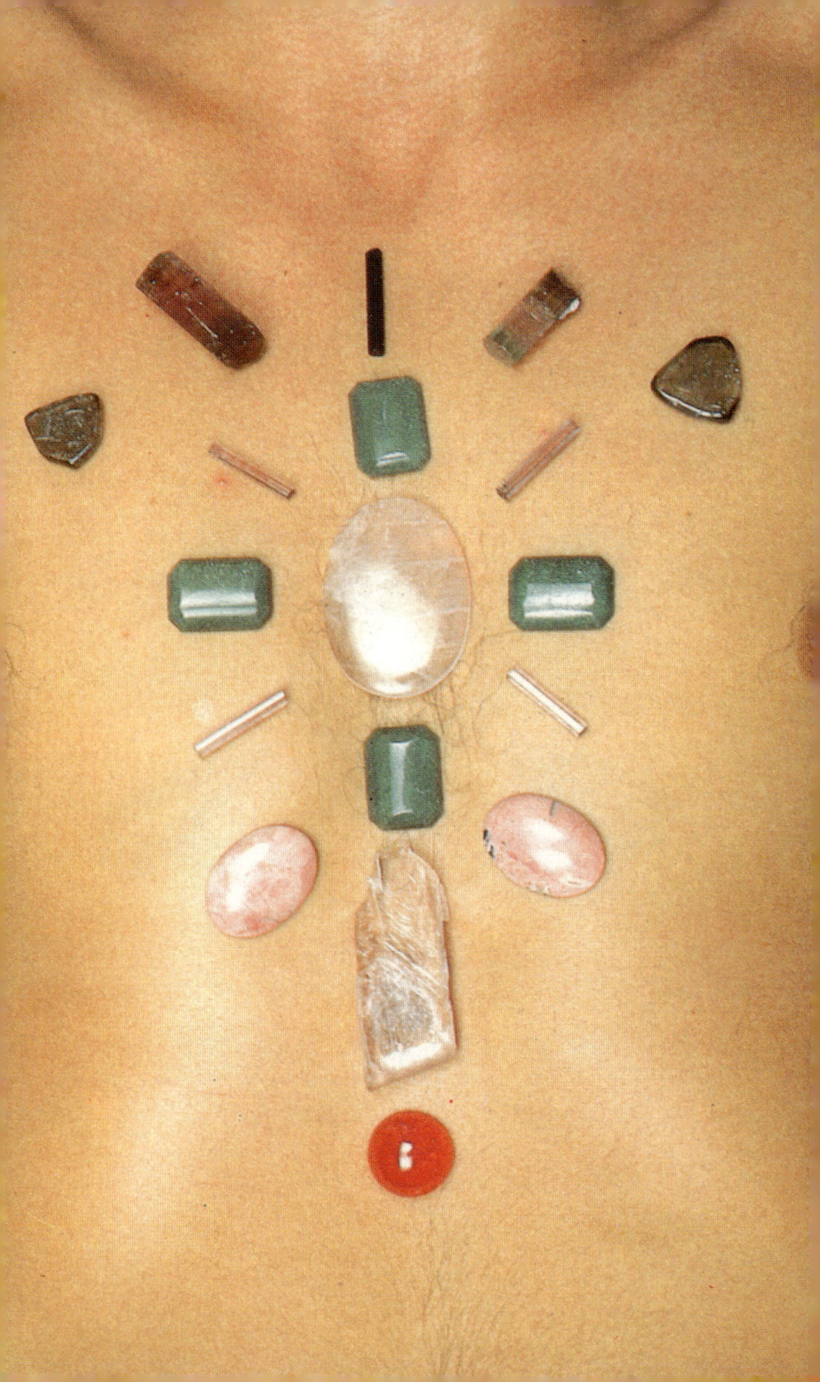

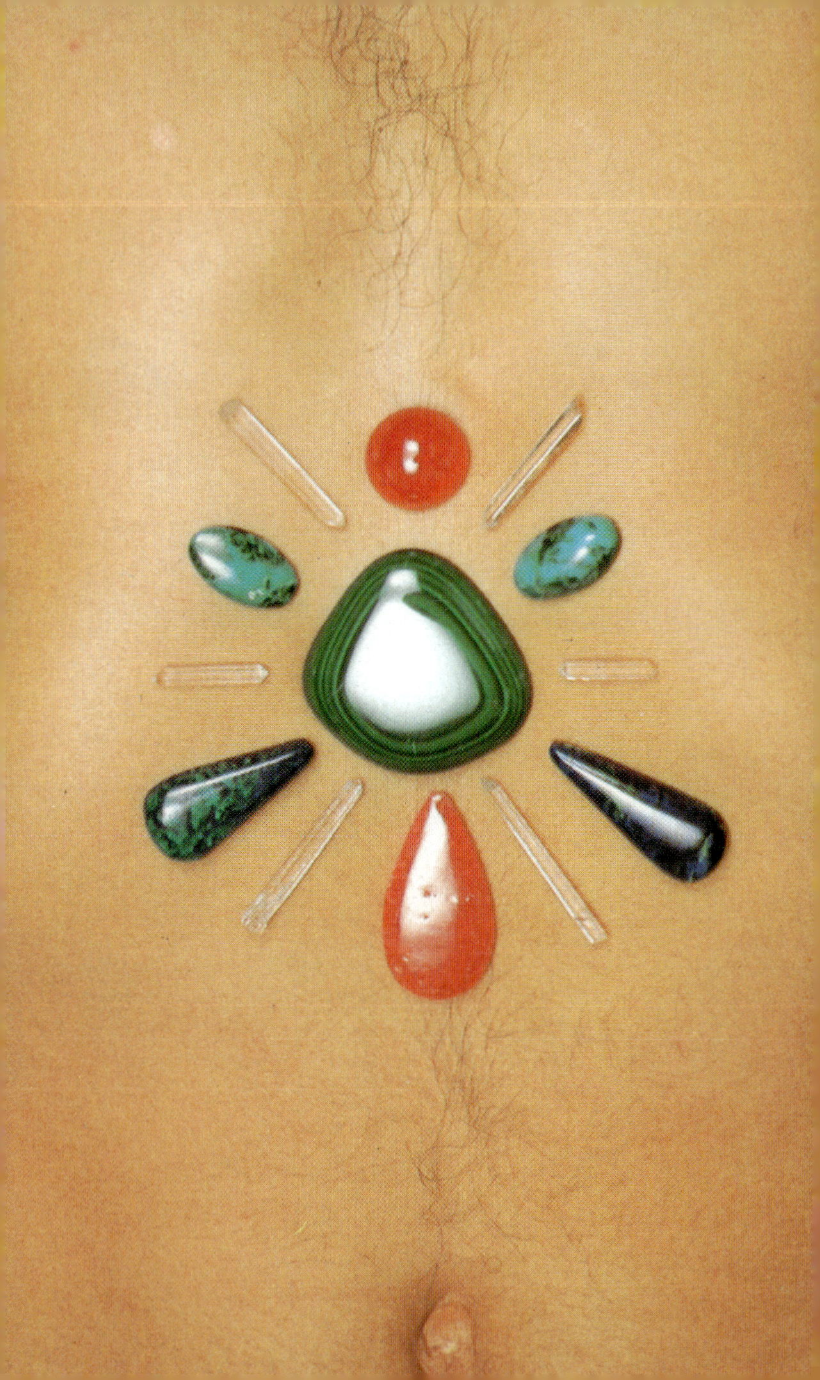

Wenn man die Spur bis zur ersten Erinnerung dieses Lebens zurückverfolgt, sollte man darauf vorbereitet sein, daß Bilder und subtile Eindrücke aus den tieferen Schichten des Unbewußten aufsteigen. Man leite den Klienten mit folgenden Worten an, entspannt zu bleiben und in seinem Zentrum zu atmen:

> Werde still, offen und empfänglich für die Erinnerungen oder Gefühle anderer Ausdrucksmöglichkeiten deiner selbst in einem anderen Zeitrahmen. Nimm augenblicklich und ohne jeden Zweifel jeden Eindruck wahr, der vor deinen Geist tritt, und erlaube dieser Erinnerung, in Bildern vor dir abzurollen.

Nun könnte es sinnvoll sein, die Inszenierungs- oder Schutzhüllentechnik anzuwenden.
Während man bewußt den einzelnen Ereignissen nachgeht, muß man unbedingt eine bewußte Verbindung zur Seelenebene durch den Atem und durch die Konzentration auf die zentrale Linie aufrechterhalten. Während die

---

Muster zum Auflegen von Kristallen

Die Solarplexus-Reiniger. Im Zentrum des Solarplexus herrscht ein großer Malachit-Kristall, der unterdrückte Emotionen bewußtmachen soll. Er ist umgeben von sechs klaren Quarzgeneratoren, die dazu verhelfen, das Heraufgeholte aufzulösen. Oberhalb des Malachits sind rechts und links zwei Malachit-Chrysokoll-Kristalle angeordnet, während unten rechts und links von ihm zwei Malachit-Azurite placiert sind. Mit zwei edlen Rhodochrositen oberhalb und unterhalb des Malachits ist der Weg frei für den Energiefluß zwischen dem Herzen und dem Nabel-Chakra.

Bilder hervorgeholt werden und es deutlich wird, um welche Lektionen es bei den betreffenden Ereignissen ging, muß man zugleich versuchen, zu einem Verständnis zu gelangen, warum es notwendig war, all diese Umstände anzuziehen, und worin die Kulmination all dieser Ereignisse besteht. Wenn man soweit ist, kann man sich an die innere Weisheit wenden, um durch sie den speziellen Sinn hinter allen parallelen Ereignissen bewußt werden zu lassen. Durch diese Einsicht kann es gelingen, die karmischen Muster zu neutralisieren, die Ernte der Erfahrungen vieler Leben einzuholen, vor allem aber sich mit der ganz persönlichen Quelle des Lichtes und der Kraft zu verbinden, aus der man von diesem Augenblick an immer bewußt schöpfen können sollte.

Außerhalb der Zeit

Eine weitere Methode, um eine Rückführung einzuleiten, besteht darin, daß der Klient sich eine Uhr vorstellt. Diese Uhr beginnt sich im entgegengesetzten Uhrzeigersinn zu drehen, während der Betreffende gleichsam in einer Überblendung Bilder aus seinem Leben sieht. Man sollte den Klienten ganz allmählich zu den Erinnerungen des vergangenen Tages, der letzten Woche, des letzten Jahres zurückführen. Indessen drehen sich die Zeiger der Uhr immer schneller. (Diese Technik kann auch über mehrere Kristallbehandlungen verteilt angewendet werden, im Zusammenhang mit der Spurensuche und der Arbeit von Erinnerungen und Gefühlen, die sich in der Vergangenheit des gegenwärtigen Lebens ins Unterbewußte zurückgezogen haben.) Während die Uhr sich rückwärts dreht und zum Zeitpunkt der Geburt und weiter zurück zur Empfängnis und zum vergangenen Leben geht, sollte man die Seele bitten, den Geist in jene Zeit zurückzuführen, die für das bedeutsam war, was man jetzt gerade bearbeiten will. Sehr oft werden ganz unmittelbar Bilder aufsteigen und das innere Auge geradezu überfluten: Szenen aus vergangenen Leben spielen sich erneut ab. Hier soll sich das bewußte Erwachsenen-Selbst der Gegenwart wieder dem anderen Selbst, das in der Vergangenheit bestand, tröstend, führend und ausgleichend zuwenden. Dabei geschehen eine Überbrükkung der verschiedenen Bewußtseinszustände und ein Zerfallen der Illusion der linearen Zeit.

Ich arbeitete mit einer Frau, die im Alter von vier Jahren entführt und vergewaltigt worden war. Sie hatte all ihr Gottvertrauen verloren, weil sie damals nicht beschützt und es zugelassen worden war, daß dieses grauenvolle Ereignis geschah. Als sie zu mir kam, erholte sie sich von einer Operation; ihr war die Gebärmutter entfernt worden. Die Operation war, wie wir herausfanden, die Folge des Traumas dieser schrecklichen Kindheitserfahrung.

Indem wir auf dem dritten Auge einen edlen Chrysokoll auflegten, der von acht kleinen zweiendigen Bergkristallen umgeben war, und auf dem Scheitel-Chakra einen großen flachen Quarzkristall mit zwei Spitzen placierten, war die Verbindung hergestellt, die es ihrem Geist ermöglichte, in eine andere Zeitzone einzutreten. Ein Aquamarin am Hals erleichterte den verbalen Ausdruck dieser Visionen, und ein Carneol auf dem zweiten Chakra entzündete schöpferische Energie. Sechs grüne Turmaline wurden auf das Herz-Chakra gelegt, um sie beim Wiedererleben der schmerzhaften Kindheitserinnerungen zu stärken, und ein ungeschliffener Topas zeigte auf

einen Rutil-Quarz auf dem Nabel, der ihren Willen stärken sollte. Malachite und Rhodochrosite reinigten und öffneten den Solarplexus-Bereich, während geschliffene Rauchquarze auf den Lenden und ein schwarzer Turmalin auf den Füßen helfen sollten, ihre Erfahrung der Kristallheilung in der Realität zu konkretisieren.
Durch die Rückführung fand sie Zugang zu ihrem genetischen Gedächtnis und konnte sich erinnern, daß sie in Rußland eine Machtposition innegehabt und ihre sexuelle Energie dazu mißbraucht hatte, andere Führende jener Zeit zu manipulieren und zu beherrschen, um ihren eigenen selbstsüchtigen Zielen zu dienen. Sie vergab sich selbst für den Mißbrauch der sexuellen Energie in ihrer Vergangenheit und wandte dem verletzten Kind ihres gegenwärtigen Lebens alle Liebe zu. Nachdem sie sämtliche Lektionen integriert hatte, fühlte sie sich in der Lage, ihre persönliche schöpferische Energie bewußt für positive Ziele zu nutzen.
Das Bild der Uhr kann auch für eine Vorschau in zukünftige Leben benutzt werden, wobei man sich vorstellt, daß die Zeiger sich mit der Sonne schneller drehen.

Die entscheidende vorgeburtliche Phase

Wenn man die genannten Techniken anwendet, ist es unter manchen Umständen sinnvoll, in der Phase zwischen Empfängnis und Geburt zu verweilen. Hier sind die Entscheidungen zu erkennen, die damals von der Seele getroffen wurden – wann und wo sie geboren werden wollte, welche kulturelle und äußere Gegebenheiten sie wählte, um bestimmte Lektionen zu lernen. Aus der vorgeburtlichen Perspektive ist es möglich, zu sehen, warum man sich bestimmte Eltern gewählt hat, für welche Lebensmuster man sich entschieden hat und welche Lektionen damit verbunden sein sollten. Diese Zeitzone macht das Seelenwissen am leichtesten zugänglich, da sie nicht an eine bestimmte physische Form gebunden ist. Es ist die Phase, in der Entscheidungen getroffen werden und man einen Lebensplan entwirft. Der Zugang zu diesem neutralen Zeitraum ist von großem Nutzen, wenn man zu einem Verständnis kommen will, warum man ganz persönlich dafür verantwortlich ist, all die Lebensumstände, die einen treffen, in sein Leben gezogen zu haben. Wenn man sich in diesen Bewußtseinszustand einstimmt, macht einem das die Erkenntnis darüber möglich, durch welche freie Entscheidung Lebensereignisse herbeigeführt wurden, die das persönliche Wachstum und die Entwicklung fördern sollten. Dadurch werden die Hintergründe unverständlicher Umstände deutlich, und Einsicht in diese Hintergründe ermöglicht es, sich aktiv und durch bewußtes Handeln mit den zukünftigen Entscheidungen zu verbinden.

Wenn man mit dieser Technik arbeitet, ist es entscheidend, daß die Erkenntnis der Entscheidungen, die in der Phase vor der Geburt getroffen wurden, von der inneren Führung des Klienten kommt und nicht vom Heiler. (Die Aufgabe des Heilers besteht darin, dem Klienten beizustehen, damit er Zugang zu dieser Quelle seines eigenen Wissens findet.) Sich der eigenen inneren Führung anzuvertrauen ist für den Klienten in einem Kristall-Heilungsprozeß von größter Wichtigkeit, da es ihn in die Lage versetzt, genau zu erfahren, warum sich sein Leben in einer ganz bestimmten Weise entwickelt hat. Mit dieser Einsicht, die auf persönlicher Lebenserfahrung beruht, ist es viel einfacher, die ganze Verantwortung für den Heilprozeß selbst zu übernehmen.

Flug durch die Zeit

Das ist eine sehr hohe Stufe der Seelenarbeit, die man nur erreichen kann, wenn der Klient die geistige Disziplin hat, die notwendig ist, um sich vollständig von jeder Identifikation mit dem gegenwärtigen Leben abzulösen. Diese Art von Fähigkeit zu freischwebendem Erkennen kann die Anregung zu völlig neuen, tiefen Einsichten geben, die oft ein Anstoß zu einer Rückführung in vergangene Leben oder zu einem Blick in die Zukunft sind. Manchmal kann man diese Einsicht sogar bewußt herbeiführen, wenn der Klient die entsprechende geistige Fähigkeit entwickelt hat. Auch hier liegt der Sinn dieses Schrittes im Durchbrechen geistiger Muster oder Gewohnheiten, die sich im gegenwärtigen Leben nachteilig auswirken. Wenn jemand beispielsweise weiß, daß er in der Vergangenheit in Ägypten lebte und jenes Leben eine unmittelbare Auswirkung auf die Gegenwart hat, kann er sich dazu entschließen, sein Bewußtsein auf diese Zeitfrequenz einzuschwingen und spezifische Umstände vor seinem geistigen Auge wiedererstehen lassen, aus denen er dann zu lernen vermag. Durch einen solchen Flug durch die Vergangenheit oder Zukunft und ein Wiederbeleben einer ganz exakten Zeitfrequenz werden die Rückführung oder der Blick in die Zukunft vervollständigt, und es kann bewußte Kommunikation mit anderen Ichs hergestellt werden. Diese anderen Ichs suchen möglicherweise selbst ihre zukünftigen oder vergangenen Verkörperungen, von denen man jetzt selbst eine sein könnte. Solch eine Erfahrung verändert das eigene Leben von Grund auf, da man sich als einen Teil eines viel größeren Ichs kennenlernt und das Bewußtsein mit jener »Metaseele« verschmelzen und sich mit der Quelle allen Seins in Einklang bringen kann. Diese sehr kräftigende Erfahrung mag von Menschen gemacht werden, die sich geistig so weit entwickelt haben, daß sie sich bewußt vollständig vom gegenwärtigen Leben lösen können.

Kapitel 5

Die Heilung

Exorzismus – Freiwerden von negativen Energien

Exorzismus, wie er in diesem Buch definiert wird, ist die Fähigkeit, jemandem dabei zu helfen, sich von negativen Einflüssen oder Wesenheiten zu befreien. Die Kristalle (vor allem Bergkristall) spielen eine wichtige Rolle bei der dazu notwendigen Stärkung der Lichtkräfte. Vielleicht begegnen Sie nie in Ihrem Leben jemandem, der eines Exorzismus bedarf. Betreibt man jedoch eine Praxis der Kristallheilung, stehen die Chancen hoch, solch einen Menschen kennenzulernen. Die folgenden Angaben basieren auf meinen Erfahrungen der letzten acht Jahre. Ich möchte Sie ermutigen, sie anzuwenden, wenn es notwendig wird, und ermuntere Sie, weitere Forschungen auf diesem Gebiet zu betreiben, falls Sie sich speziell damit befassen wollen.

Das Wesen der Dämonen ist vielfach und zwiespältig. Oft sind wir von unseren eigenen negativen Gewohnheitsmustern besessen, die über unsere bewußten Funktionen Gewalt haben. Diese Gewohnheiten und Tendenzen können zu etwas werden, das wie eine lebende Wesenheit in uns ihr Unwesen treibt, unsere Kraft aufsaugt und uns unfähig macht, im Einklang mit unserem eigenen höheren Willen zu handeln. Solche emotionalen Barrieren können uns oft zu einem Handeln treiben, das uns und andere glauben macht, wir seien von einer fremden Macht besessen, da es der wahren Natur unseres Wesens vollkommen fremd ist. Wenn das der Fall ist, kann man durch die Entwicklung der Willenskraft und die Aktivierung der Lichtkräfte durch Kristalle unsere eigenen Dämonen der Wut, der Eifersucht, der Angst, der Gier, der Sorge und so fort überwinden – Dämonen, die einen immerzu im Zustand des Schmerzes halten und durch die wir die Macht über uns selbst verlieren. Bei Kristallheilungen ist es möglich, soviel Licht zur Wirksamkeit zu bringen, daß die feindlichen Geister aufgelöst werden, die aus der Unsicherheit des eigenen Selbst geboren wurden.

Die andere Art von Dämonen, denen man häufig begegnet, sind tatsächlich äußere Wesenheiten, die sich im Ätherleib eines Menschen festgesetzt haben und von seiner Lebenskraft zehren. Diese dämonischen Einflüsse können das Unbewußte manipulieren und so zu bestimmten Handlungen treiben. Solch eine Art von Besessenheit finden wir meistens dann, wenn jemand zugleich in hohem Maß von persönlichen emotionalen Dämonen geplagt wird, was seine Aura oder seinen Astralleib schwach und verletzlich macht. Auch in diesen Fällen kann ein Einfließen von stärkeren Lichtkräften und Energien in die Aura durch Kristallbehandlungen dazu dienen, die Mächte der Finsternis auszutreiben, indem man sich an die inneren Lichtkräfte wendet.

Der wichtigste Faktor bei dieser höheren Stufe der Kristallbehandlung ist es, vollständige Herrschaft über die wirkenden Mächte zu erlangen. Es muß ihnen befohlen werden, daß sie entweder in Einklang mit den Zielen des Betreffenden kommen und sich integrieren oder ihn verlassen, um nie wiederzukehren. Dann wird sich das dämonische Wesen irgendwann in die höheren Seeleneigenschaften einfügen können. Meist jedoch wird es vorziehen, sich davonzumachen, weil es nicht in der Lage ist, sich mit dem Licht zu vertragen. Wenn die Dämonen den Ort verlassen, soll man sie mit Liebe fortschicken und ihnen sagen, daß sie letztlich zurückkommen und dem Licht dienen werden. Dann soll man sie für immer aus dem Bewußtsein freigeben.

In beiden Fällen ist eine Arbeit mit negativen Einflüssen eine Gelegenheit, persönliche Kontrolle über die Kräfte und Tendenzen zu erlangen, die den menschlichen Charakter beeinflussen und trüben können. Ob die Dämonen persönliche Einstellungen und unkontrollierte emotionale Reaktionen oder äußerliche Wesenheiten sind – der Schlüssel zur Befreiung von ihnen ist es, furchtlos zu sein und bewußte Herrschaft über sie auszuüben. Oft erlebt man bei der Begegnung mit Dämonen in der Kristallbehandlung, daß der Besessene das Recht aufgegeben hat, persönliche Kontrolle über sie auszuüben. Diese unbewußte Kapitulation nährt die fremden Parasiten und entzieht dem Betreffenden die Lebenskräfte, macht ihn hilflos sich selbst gegenüber.

Das Heilen mit Kristallen ist ein sehr wirksamer Weg, um die dämonischen Kräfte zu eliminieren, die den menschlichen Charakter und seine Integrität trüben. In solchen Situationen ist es außerordentlich wichtig, daß der Kristallheiler mutig ist und auch den Klienten dazu führt, furchtlos zu sein. Wenn während einer Kristallbehandlung die feindseligen, persönlichen, neurotischen Muster sich enthüllen und die äußere Wesenheit, die sich in der Aura festgesetzt hat, sichtbar wird, soll man den Humor nicht verlieren und seinen Klienten dazu führen, sich auf sein Zentrum zu konzentrieren und sich mit der inneren Lichtquelle zu identifizieren. Man muß an die Kraft zur absoluten Herrschaft über sie appellieren und ihnen die Möglichkeit zur Ergebung und Integration oder zum Verschwinden offenlassen. Meist werden vor dem geistigen Auge des Behandelten lebhafte Bilder der Dämonen, mit denen man arbeitet, erscheinen, während der Heiler Kräfte strömen läßt, die das neue Selbstbild des Klienten stärken.

Bei der Arbeit mit dämonischen Einflüssen ist der wirksamste Edelstein der Bergkristall. Auf jedes Chakra können kleine Kristalle gelegt werden; zwischen jedes Zentrum plaziert man zweiendige Kristallprismen zur Integration der Energiesysteme. Ein einzelner klarer Quarzkristall kann auf das Scheitel-Chakra, in die Hände und auf die Fußsohlen gelegt werden, wobei die Spitzen in den Körper weisen, um mehr Lichtkraft in Umlauf zu bringen. Bergkristall mit seiner dynamischen Energie und seiner weißen Lichtstrahlung stellt bei gleichzeitiger Verwendung vieler Kristalle eine Kraft dar, die über jede Dunkelheit erhaben ist. Nach solchen Exorzismen müssen alle Kristalle gründlich gereinigt werden (mit Sonnenlicht und Wasser).

Ich arbeitete einmal mit einem Mann, der ein jähzorniges Temperament hatte und dessen Familienleben infolge seines Verhaltens fast zusammenbrach. In bestimmten Augenblicken war seine Wut so unkontrollierbar geworden, daß er Frau und Kind schlug. Bei einer Kristallbehandlung wurde er von einer Bergkristall-Lichthülle umgeben, während wir seine Gefühlsausbrüche zurückverfolgten bis zu dem Zeitpunkt, da er als Kind von seinem Stiefvater geschlagen wurde, einem Mann, mit dem seine Mutter anstelle seines wirklichen Vaters, den er sehr liebte, zusammenlebte. Vor seinem geistigen Auge sah er seinen Zorn als häßlichen roten Dämon mit spitzen Zähnen, der sein Herz auffraß. Ich ermutigte ihn, sich einen blauen, heilenden Energiestrom vorzustellen, der beim Einatmen in sein Herz strömte (ein beruhigendes Gegenmittel für das zornige Rot), und die feuerrote Wut beim Ausatmen loszulassen. Blaue und grüne Steine wurden auf das Herz gelegt – grüner Aventurin, Chrysokoll und blauer Bänder-Achat. Dann reisten wir durch die Zeit, und sein bewußtes Erwachsenen-Selbst tröstete den kleinen Jungen, der zornig war, weil seine Mutter den Vater verlassen hatte, verzweifelt, da sein Vater ihn im Stich gelassen hatte, und wütend, daß sein Stiefvater da war und ihn mißhandelte. Auch versuchte er, frei zu werden von der Wut auf sich selbst, indem er das Gefühl der persönlichen Verantwortung aufgab, irgendwie selbst die Ursache all dieser Ereignisse zu sein. Im Verlauf der Arbeit löste sich die Macht des häßlichen roten Dämons allmählich auf, und er sah darunter sein verletzliches, sensibles Selbst, das er danach besser in sein Wesen und in sein Leben integrieren konnte.

Manchmal spürte ich auch während Kristallbehandlungen die Gegenwart von äußeren Dämonen. In einem Fall begann ein Dämon tatsächlich, mich seelisch anzugreifen, als ich mit meiner Klientin daran arbeitete, Gewalt über ihn zu gewinnen. In diesem Fall griff ich nach meiner schwarzen Obsidian-Kugel, die ich während der Behandlung selten benutze, und hielt sie als Schutz gegen die dunkle Macht vor mich. Indem wir unsere Lichtkraft gegenüber dem bösen Einfluß verstärkten, gelang es uns, ihn zu verjagen, und meine Klientin erlangte ein höheres Vertrauen in sich selbst und die Fähigkeit, ihr eigenes Leben in den Griff zu bekommen.

Wenn einmal das Freiwerden von starken negativen Energien eine Rolle spielt, kann es notwendig sein, schwarze Obsidiane auf das dritte Auge oder auf das

Herz zu legen, um tiefere Einsicht in das Wesen dieses Bösen und seiner Quelle zu erlangen. Der schwarze Obsidian wird schonungslos und direkt in die dunklen Bereiche hineinleuchten, um eine Beziehung zum Überbewußten herzustellen. Der schwarze Obsidian sollte nur angewendet werden, wenn sowohl Heiler als auch Klient sich über seine Wirkung klar und bereit sind, die unvermeidlichen Veränderungen, die er bewirken wird, anzunehmen. Selbst dann sollten die Obsidiane von wenigstens vier doppelendigen klaren Quarzkristallen umgeben sein, damit alles angstauslösende Unbekannte, das aufsteigen könnte, aufgelöst werden kann.
Eine Heilung wird vor allem dann geschehen, wenn wir bereit sind, die negativen Kräfte, die sich unserer persönlichen Entwicklung entgegenstellen, zu durchleuchten. Zunächst geht es darum, daß es Einstellungen, Emotionen oder äußere Wesenheiten gibt, von denen wir frei werden müssen. Dann müssen wir die Notwendigkeit einer Veränderung erkennen und Mut haben, in die dunklen Bereiche unseres eigenen Inneren zu schauen. Schließlich wird die furchtlose Autorität des bewußten Willens in der Lage sein, alle Schatten aufzulösen, die das Verströmen des inneren Lichtes blockieren.

Die Beziehungen zwischen Geist, Körper, Herz und Seele

Der Körper ist unsere dichteste Form der Materie. Die Seele ist das subtilste an uns und verbindet uns mit der unendlichen Quelle spirituellen Lichtes und geistiger Kraft. Astralleib und Ätherleib sind zwischen physischem und geistigem Leib zu finden. Wenn irgendein Aspekt des Selbst nicht mehr in Einklang mit dem Licht der Seele ist, treten Störungen im Gleichgewicht auf. Die Beziehung zwischen dem spirituellen, dem geistig-seelischen, dem emotionalen und dem physischen Leib ist sehr real, auch wenn man sie oft nicht sehen kann und sich ihrer nicht bewußt ist. Während einer Kristallbehandlung wird es möglich, die unmittelbaren Beziehungen zwischen den verschiedenen Facetten des Selbst wahrzunehmen und zu erkennen, wie jede der Ebenen mit den übrigen in Verbindung steht und sie beeinflußt. Oft rufen geistige Einstellungen und Verhaltensmuster emotionale Reaktionen hervor, und die Emotionen schlagen sich an irgendeiner Stelle im Körper nieder.

Die physische Ebene ist eine Manifestation der feinstofflicheren Bereiche. Die Gesundheit unseres Körpers spiegelt unsere Gedanken und Gefühle wider. Das Wohlergehen unseres Planeten ist das Ergebnis unseres kollektiven Denkens. Wenn wir bewußte Kontrolle über unsere Gedanken gewinnen und uns geistig und körperlich mit dem Licht verbinden, das die Quelle unseres Wesens und Daseins ist, werden wir die Fähigkeit erlangen, entsprechend unseren höchsten Möglichkeiten zu leben. Die geistige Kraft wird durch jeden einzelnen hindurchfließen und ihre schöpferische Intelligenz in einer Myriade einzigartiger faszinierender Formen manifestieren.

Physische Krankheit ist eine der letzten Manifestationen einer mangelnden Verbindung des geistigen, emotionalen oder materiellen Körpers mit dem Licht. Der Körper ist gewöhnlich die Ebene, auf der sich zuletzt eine disharmonische Beziehung mit dem Selbst reflektiert. Unwohlsein, aus dem Gleichgewicht sein, ist ein Biofeed-

back-System, das sagt: »Paß auf, irgend etwas stimmt nicht, du solltest mal herauszufinden versuchen, was die Ursache ist.« Wenn man die Zusammenhänge kennt, kann man die Sprache des Körpers leicht verstehen.
Eine Frau, die an Lupus erkrankt ist – eine chronisch verlaufende Hauttuberkulose, bei der das Immunsystem durcheinandergerät und es zur Zerstörung der Haut sowie des darunterliegenden Gewebes kommt –, findet heraus, daß sie sich sehr oft durcheinander fühlte und dabei sogar Selbstmordgedanken hatte. Ein Mann, der das Gefühl hat, nicht wirklich auf dem Boden der Tatsachen zu stehen, hat chronisch schwache Fußgelenke und Knie. Ein Mensch, der schon im Alter von drei Jahren eine Brille tragen mußte, hat es womöglich schwer, dem Leben mit offenen Augen entgegenzutreten und sich dort zurechtzufinden. Verschlossen zu sein und »auf diesem Ohr nicht gut zu hören« kann tatsächliche Hörstörungen hervorrufen. Die psychologischen und emotionalen Implikationen physischer Krankheiten sind immer präsent und können ein wichtiger Schlüssel dafür sein, welche Heilbehandlung auf welcher Ebene notwendig ist. Vollständige Heilung kann nur geschehen, wenn die Denkmuster, Einstellungen und Gefühle, die für die physische Störung verantwortlich sind, verstanden werden, wenn man aus ihnen lernt und sie verwandelt.
Sobald unsere verstandesmäßigen und seelischen Kräfte in Einklang stehen, können wir unvorstellbare Erkenntnisse und große Weisheit gewinnen. Dieser Quelle entspringt das Urschöpferische. Wenn wir die richtige geistige Einstellung haben, kann schon das Projizieren eines Gedankens Wirklichkeit schaffen. Unsere Gedanken des Friedens, der Gesundheit, der Freude und der Liebe können eine Aura heilender Energie entstehen lassen,

die so stark ist, daß andere allein schon unsere Gegenwart als segensreich empfinden. Die schöpferischen Möglichkeiten wachsen ungeheuer, wenn wir lernen, uns selbst zu heilen und die Vorstellungen oder Beschränkungen aufzugeben, die unter dem Niveau unserer wirklichen Möglichkeiten stehen.

Die Heiler des Herzens

Es gibt verschiedene wichtige Herzsteine, die in den vielfältigsten Kombinationen und Mustern bei einer Kristallbehandlung auf die Brust aufgelegt werden können, um durch die Kraft der Liebe ihre Heilwirkung auszuüben. Außer der Herz-Dreiheit Rosenquarz, Kunzit und rosa Turmalin verdienen es auch verschiedene andere Edelsteine, daß man ihre Heilwirkung auf das Herz anerkennt. Es sind Rhodonit, grüner Aventurin, grüner Turmalin und Rhodochrosit.

Rosenquarz ist sozusagen der Mittelpunktstein für das Herz, weil er Liebe zu sich selbst, Vergebungskraft und inneren Frieden versinnbildlicht. Der Kunzit aktiviert die Liebeskräfte, während der rosa Turmalin sie dynamisch zum Ausdruck bringt.

Der Rhodonit läßt die Liebeskraft konkret ins tägliche Handeln einfließen, während der grüne Aventurin die Fähigkeit hat, alles zu besänftigen und zu heilen, was einen belastet. Grüner Turmalin stärkt den Astralleib und bereitet ihn für den höchsten Ausdruck seiner Gefühle vor, während der pfirsichfarbene Rhodochrosit die Verbindung zwischen Solarplexus, Nabel und Herz herstellt und die physischen Energien mit den spirituellen in Harmonie bringt.

Wenn man einen dieser Steine während einer Kristallbehandlung am Herzen auflegt, sollte man sich seiner jeweiligen speziellen Wirkung bewußt sein und ihn so einsetzen, daß er die gewünschte Wirkung hervorrufen kann. Ein Herz-Chakra-Auflegemuster auf einer höheren Ebene mit einer allgemein wohltuenden Wirkung könnte so gestaltet sein, daß ein großer Rosenquarz auf der Mitte der Brust liegt, der die notwendige Kraft zur persönlichen Erneuerung sammelt. Vier grüne Aventurine werden rund um den Rosenquarz gelegt, um Heilkräfte herbeizuziehen. Auf die obere Brust in Richtung Hals sollten mindestens vier rosafarbene und/oder grüne Turmaline aufgelegt werden, um die Liebeskraft zum Hals-Chakra zu kanalisieren und dadurch den verbalen Ausdruck zu reinigen. Ein Rhodochrosit auf dem Solarplexus mit einem direkt darüber liegenden Kunzit und einem darunter liegenden Rhodonit aktivieren die Heilkräfte der Liebe und leiten sie in den Nabelbereich, damit sie unmittelbar in die täglichen Aktivitäten umgesetzt werden können.

In welcher Form oder Kombination diese Herzheiler auch benutzt werden, sie bringen immer die Realität des Mitleidens und Mitfühlens auf die Ebene der persönlichen Erfahrung. Diese Steine können Ihre besten Freunde bei der Kristallbehandlung werden, da sie aufs schönste die vielerlei Ausdrucksformen und Lektionen der Liebe vermitteln.

Befreien, Reinigen, Loslassen

Die Möglichkeit, geheilt zu werden, liegt in der Fähigkeit und Bereitschaft, alles loszulassen, was die Vereinigung

mit dem eigenen Selbst behindert. Dieser Prozeß kann oft sogar zu drastischen Veränderungen im Leben führen, da mit einemmal alte Verbindungen, Beziehungen, äußere Erfolge und Gewohnheitsmuster entfallen. Der Prozeß des Loslassens kann die Trennung von vielem Liebgewordenen bedeuten, weil das neue Selbst sich mit aller Kraft zu gleichgesinnten Menschen hingezogen fühlt, zu Umgebungen, die ihm angemessen sind und in denen die innere Entwicklung gepflegt werden kann. Manchmal flüchten sich Menschen sogar in ernsthafte Krankheiten, weil das ein Weg für sie ist, aufzuwachen und radikale Veränderungen in ihrem Leben in Gang zu setzen. Selbst wenn das Opfer groß erscheint, ist doch das Glück, im Einklang mit dem eigenen höheren Bewußtsein zu leben, höher als alles andere, was das Leben einem bieten könnte. Es ist manchmal so, als sei man neu geboren, obwohl man noch in demselben Körper lebt.
Diese Wiedergeburt des Geistes ist eine Möglichkeit zur Verwandlung, die jeder einzelne jeden Augenblick erleben könnte. Das Aufgeben aller falschen Sicherheiten und Ego-Vorstellungen mündet in einen Zustand, in dem man geradezu von Gesundheit und Glückseligkeit überschüttet wird. Das kann nur gelingen, wenn Mut und Glauben einen dazu führen, sich in das schwarze Loch der eigenen Ängste zu werfen, nur um zu erkennen, daß auf der anderen Seite das Licht wartet. Ganze Aufmerksamkeit und Hingabe für diesen Prozeß sind die Katalysatoren, die eine unglaubliche Beschleunigung des spirituellen Wachstums und die Entfaltung des eigenen Lebens ermöglichen. Kristalle dienen dazu, die Schatten des Irrtums aufzulösen, welche die Strahlkraft des inneren Lichtes dämpfen oder zum Erlöschen bringen wol-

len, und helfen, die Willenskräfte und die Selbstbeherrschung zu stärken.

Wenn einmal der erste Schritt dazu getan ist, kann es Monate, ja Jahre dauern, um vollständig neu geboren zu werden; jeder Tag jedoch bringt ein wenig mehr Klarheit, ein wenig mehr innere Kraft. Jeder bewußte Atemzug verbindet einen ein Stückchen mehr mit der Quelle des eigenen Seins, jeder Blick auf einen Kristall erinnert einen an das Licht, und so wächst das Neue allmählich immer mehr. Und während es in einem wächst, geschieht die persönliche Verwandlung und Kräftigung ganz natürlich und wie von selbst. Das Wesen Heilkraft erwartet, daß man es unausgesetzt wahrnimmt und es ins alltägliche Leben einfließen kann. Es ist da. Heilung ist einfach ein Ausatmen.

Abschluß der Behandlung

Im natürlichen Fluß einer Kristallbehandlung entwickelt sich meist ganz von selbst der richtige Augenblick, die Sitzung zu beenden. Meist ist er dann gekommen, wenn ein wichtiger Umschwung erreicht oder eine Erkenntnis gewonnen wurde. Man sollte nicht versuchen, alles in einer Sitzung zu erreichen, da der Klient Zeit braucht, um die Erfahrung zu verarbeiten und sich ihre Wirkung durch persönliche Bemühungen zu eigen zu machen. Deshalb ist es am besten, die Behandlung zu dem Zeitpunkt zu beendigen, die dem Heiler am geeignetsten erscheint. Kristallbehandlungen dauern meiner Erfahrung nach mindestens zwei Stunden von dem Augenblick an, in dem der Klient hereinkommt, bis zu dem Moment, wo man gemeinsam einen Plan zur persönli-

chen Weiterarbeit besprochen hat; und diese Dinge können nicht unter Zeitdruck geschehen. Je mehr Kristallbehandlungen man gemacht hat, desto besser wird man spüren, wenn jeweils der richtige Augenblick zur Beendigung einer Sitzung gekommen ist.
Es ist sehr wichtig, den Klienten zu tiefem und vollständigem Atmen anzuleiten, bevor er die Augen wieder für die physische Welt öffnet. Man spreche folgende Worte:

> Atme tief und vollständig – vor allem in die Bereiche, an denen du gearbeitet hast –, und laß deine Licht- und Heilenergie in deinen Körper fließen. Spüre, wie sie in deinem Blutkreislauf und Nervensystem kreist. Laß das Licht aus deinem Zentrum in jede Zelle, jedes Gewebe, jedes Organ strahlen. Atme in deine Beine und durch deine Fußsohlen hindurch. Nun möchte ich dich bitten, dich langsam auf das Öffnen deiner Augen vorzubereiten. Wenn du sie öffnest, werde ich dir einen Spiegel geben, und das erste Bild, das du siehst, wirst du selbst sein und die Steine, die auf deinen Körper gelegt wurden. Das soll eine Bestätigung und eine physische Manifestation der Heilung sein, die geschehen ist, und der Schönheit, die dein inneres Licht ausstrahlt. Wenn du bereit dazu bist, öffne bitte langsam deine Augen.

Man sollte also einen Spiegel bereithalten und in dem Augenblick, in dem der Klient die Augen öffnet, sanft sein Herz berühren und folgende Worte sprechen: »Wir stehen zum Licht und zur Heilung, die geschehen ist.« Dann sollte man dem Klienten den Spiegel reichen, damit er die Schönheit des Lichtes und der Farben sehen kann, die über seinen Körper ausgebreitet sind.

Es gibt keine festen Regeln für das Abnehmen der Steine. Im allgemeinen nimmt man zuerst die Steine ab, welche die wichtigsten Chakras umgeben, und läßt die für den Heilvorgang bedeutendsten Steine bis zuletzt liegen. Wenn beispielsweise die Behandlung vor allem auf die Fähigkeit abzielte, die Gedanken und Gefühle klar auszudrücken, sollte man die Steine am Hals-Chakra zuletzt abnehmen. Gut ist es auch, die Steine am Wurzel-Chakra und auf den Knien oder Füßen bis zuletzt liegen zu lassen, damit eine Erdung der Heilenergie in den Körper fortgesetzt wird. Dann sollte man jeden Stein mit einem feuchten Baumwolltuch abreiben, nachdem man ihn abgenommen hat, und die Steine, die eine Extrareinigung mit der Sonnen-und-Wasser-Methode brauchen, beiseite legen (Malachit, Rosenquarz und andere). Die übrigen Steine kann man auf eine große Quarzdruse legen oder mit Räucherstäbchen reinigen (siehe auch Kapitel 14, Abschnitt »Weitere Techniken zum Reinigen und Aufladen von Kristallen«).

Nach der Sitzung wird sich der Behandelte gewöhnlich etwas verwirrt und desorientiert fühlen. Es liegt in der Verantwortung des Kristallheilers, sich zu vergewissern, daß der Klient mit beiden Beinen auf der Erde steht, bevor er sich wieder in die Welt der äußeren Realität begibt. Sagen Sie Ihrem Klienten, er solle im Stehen tief atmen, herumgehen, sich im Bad erfrischen, Wasser oder Tee trinken, und raten Sie ihm, so bald als möglich eine proteinreiche Mahlzeit zu sich zu nehmen. Dann sollten Sie mit ihm gemeinsam einen geeigneten Plan zur Weiterführung der Arbeit erstellen.

Schön ist es auch, Räucherstäbchen aus Wacholder und Salbei oder andere gute Duftstäbchen (Sandelholz) anzuzünden und die Aura des Klienten so mit reinigenden

Düften zu umgeben, bevor er den Raum verläßt. Das säubert auch die Atmosphäre, bevor der nächste Klient ankommt, und erfrischt und erneuert so die heilenden Energien im Behandlungszimmer.

Kapitel 6

Der Übungsplan: Für den Heilprozeß selbst verantwortlich sein

Nach der Beendigung einer Kristallbehandlung ist es wichtig, sich die Zeit zu nehmen, um mit dem Klienten gemeinsam einen persönlichen Übungsplan zu erarbeiten. Das ist einer der bedeutsamsten Aspekte des Heilprozesses. Während der Kristallbehandlungen findet man Zugang zu sehr tiefen und heiligen Quellen und legt dadurch den Grund zu möglichen Veränderungen. Die Gegenwärtigkeit und Frische der Erfahrung geht jedoch verloren und wird zu einer bloßen Erinnerung, wenn sie nicht aktiv in das gewöhnliche Alltagsleben eingegliedert wird.

Es geht darum, dem Menschen zu helfen, daß er Zugang zu seinen eigenen inneren Kraftquellen findet, statt von Ihnen als dem Heiler oder sogar von den Kristallen abhängig zu werden. Manchmal ist es notwendig, daß wir uns an andere anlehnen, bis wir stark genug sind, auf den eigenen Füßen zu stehen. Die Aufgabe des Kristallheilers ist es, dazusein und den Heilprozeß zu unterstützen. Aber eine wirkliche Kräftigung von innen geschieht erst dann, wenn der einzelne sich ganz persönlich an das Licht wendet und lernt, wie er es Teil seines alltäglichen Lebens werden lassen kann. Diese persönliche Verantwortung für den Heilprozeß läßt die Heilung erst zu einer Realität werden. Das bedarf eines unaufhörlichen, bewußten Bemühens und eines täglichen diszi-

plinierten Umsetzens in die Tat, um die Veränderungen, die auf den subtilen Ebenen des Über- und Unterbewußten eingetreten sind, auch wirklich zu einem festen Bestandteil der eigenen Persönlichkeit zu machen.
Ein wichtiger Faktor zum Konkretisieren und Erden der Realität, die man während einer Kristallheilung wahrgenommen und erfahren hat, hängt von den Steinen ab, die am ersten, zweiten und dritten Chakra ausgelegt worden sind. Wenn ein Citrin, ein Quarzkristall von goldener Farbe oder ein Goldtopas auf oder um den Nabel gelegt werden, lassen die physischen Systeme die goldenen Energien des Scheitel-Chakras in den Nabel einfließen. Ein goldenes Tigerauge am Nabel ist eine erdende und stabilisierende Kraft, welche die Assimilation höherer Frequenzen an den Körper unterstützt. Ein Carneol, ein Granat oder ein Heliotrop auf dem zweiten Zentrum stimulieren die Kreativität und reinigen das physische System, damit die höheren Frequenzen der oberen Chakras integriert werden können und damit diese kreative Energie in das ganze Chakra-System geleitet wird. Ein dunkelgrüner oder schwarzer Turmalin, ein Rauchquarz, ein schwarzer Onyx oder ein Falkenauge auf den Lenden, Knien und Füßen leitet das spirituelle Bewußtsein des dritten Auges und des Scheitel-Chakras auf die dichte materielle Ebene.

Meditation

Eine der besten Techniken, um den persönlichen Übungsweg zu finden, ist die Meditation. Am besten meditiert man als erstes am Morgen, um die richtige Einstellung für den Tag zu gewinnen, oder bevor man sich nachts zur Ruhe begibt. Das Meditieren vor dem Einschlafen hilft dem Geist und der Seele, von Belastungen frei zu werden, die sich während des Tages angestaut haben und sich sonst im Unbewußten festsetzen würden, was ruhelosen Schlaf zur Folge hätte oder ein Hinübertragen der Ängste oder Unruhegefühle in den nächsten Tag. Selbst wenn man nur zweimal eine Viertelstunde am Tag meditiert, kann das für das Lebensgefühl schon einen merkbaren Unterschied bewirken. Die einfache Technik, sich auf den Atem im eigenen Zentrum zu konzentrieren, wird die seelischen Reaktionen besänftigen und einem helfen, die positiven Wirkungen der Kristallheilung ins Leben zu integrieren. Wenn man sich beim Einatmen grüne Farbe vorstellt, die in die gestörten oder blockierten Bereiche fließt, während man alte angestaute Gedanken oder Gefühle ausatmet, kann das die Fortsetzung des Heilprozesses aufrechterhalten. Man kann auch jede andere Art der persönlichen Meditation anwenden; wichtig ist vor allem, daß man der Verinnerlichung des Gewahrseins und einer bewußten Einstimmung auf die Vision von wirklichem Wohlbefinden genügend Zeit und Raum widmet.

Wenn bei Kristallbehandlungen eine Zeitreise angetreten wird und der Erwachsene zum Kind zurückkehrt (oder die gegenwärtige Identität sich mit dem vergangenen oder zukünftigen Selbst in Verbindung setzt), ist es beim persönlichen Weiterarbeiten wichtig, sich über dieses andere Selbst klarer zu werden, es zu nähren und es in die Erwachsenenrealität zu integrieren. Man sollte sich die betreffende Szene der Begegnung mit dem Kind in sich immer wieder vorstellen und sich diesem Kind auch immer wieder liebevoll zuwenden, um den Heilprozeß zu vervollständigen.

Eine einfache, wirksame Meditation, die man jederzeit anwenden kann, um die subtilen Wirkungen der Kristallbehandlung zu festigen und in das Alltagsleben zu integrieren, geschieht mit zwei natürlichen Rauchquarz-Generatoren. Dazu sollte man sich aufrecht auf einen Stuhl setzen, die Füße flach auf den Boden stellen, und, dem Atemrhythmus folgend, Ruhe in die Gedanken einkehren lassen. Dabei hält man in jeder Hand einen Rauchquarz-Kristall, dessen Spitze nach unten und weg vom Körper weist. Beim Einatmen sollte man die Kraft von strahlendem Schwarz in das erste Chakra einfließen lassen und beim Ausatmen durch den Anus und durch die Fußsohlen wieder abgeben. Diese Konzentrationsübung aktiviert das Basiszentrum, füllt es mit Licht, befruchtet und nährt die Samen, die während der Kristallbehandlung gesät wurden. Nach elf Minuten sollte man die Rauchquarz-Meditation beenden, dann die Aufmerksamkeit auf andere Übungen lenken, beispielsweise Affirmationen oder bewußtes Neuprogrammieren.

Affirmationen

Lautes Sprechen von Affirmationen ist ein sehr wirksamer und wichtiger Teil des persönlichen Übungsprogrammes. Hierbei stellt man sich ein Bild des Selbst, wie es sein möchte, vor Augen und bringt die dazugehörigen Worte in die Gegenwartsform, sagt also »Ich bin« anstatt »Ich werde sein«. Das hilft, die Veränderungen gegenwärtig zu machen und sie nicht in die Zukunft zu verschieben. Die Affirmationen, die man spricht, sollten in direkter Beziehung zu Erfahrungen und inneren Veränderungen sein, die während der Kristallbehandlung erlebt wurden. Beispielsweise könnte jemand, der aktiv am Freiwerden von Wut und Groll gegen seine Mutter gearbeitet hat, folgende Affirmation sprechen:

> Ich bin erfüllt von Liebe, Fürsorge und Wohlwollen mir selbst gegenüber. Ich verstehe meine Mutter und vergebe ihr, daß sie nicht fähig war, meine Bedürfnisse zu erfüllen. Ich sende ihr meine Liebe und danke ihr, daß sie mir bei meiner Weiterentwicklung hilft und mich lehrt, Vergebung zu üben.

Wenn diese Affirmation in aller Aufrichtigkeit wiederholt wird und ins Unbewußte sinkt, wird sie allmählich immer mehr Substanz gewinnen und Gedankenmuster schaffen, die einem helfen, die ausgefahrenen Schienen geistiger und emotionaler Verhaltensweisen zu verlassen, die sich sonst immer wieder unbewußt und unkontrollierbar auf das Leben auswirken.

Individuelle Arbeit mit Kristallen und Edelsteinen

Alle Kristalle und Steine, die sich in einer Kristallbehandlung als besonders wirksam erwiesen haben, können bei der persönlichen Weiterarbeit verwendet werden. Hat man sich zum Beispiel während der Behandlung damit beschäftigt, sich selbst zu lieben und zu akzeptieren, könnte man Rosenquarz verwenden; drehte sich die Arbeit mehr um die Kraft, im Leben etwas zu verwirklichen, arbeitet man mit einem Citrin weiter. Der Betreffende kann die Steine dann entweder tragen, in der Hand halten, überall mit hinnehmen oder in seiner freien Zeit mit ihnen meditieren. Man kann sie auch,

wenn man sich hinlegt und an seiner Selbstheilung arbeitet, auf die betreffenden Chakras des Körpers auflegen.
Projektorkristalle können mit Gedanken und Bildern programmiert werden, die darauf abgestimmt sind, die Wirkungen der Behandlung zu erweitern. (Es gibt Projektorkristalle der verschiedensten Quarzarten. Es können einzelne große Generatorkristalle sein, welche auf einer flachen Basis stehen, aber auch Drusen oder zwei miteinander verwachsene Kristalle mit zwei Spitzen und einer gemeinsamen Basis. Die Basis ist flach, und die Spitzen der Kristalle weisen in dieselbe Richtung, wodurch die Projektion zielgerichtet und konzentriert ausgesendet wird.) Arbeitet man auf diese Weise mit Kristallen, kann man dadurch Wirkungen hervorrufen, die normalerweise viel längere Zeit in Anspruch nehmen würden. Denn wenn der Kristall programmiert ist, strahlt er weiterhin die positive Projektion auf die Kausalebene aus, wodurch sich viel rascher physische Ergebnisse zeigen. Man muß aber, will man Kristalle auf diese Weise programmieren, behutsam vorgehen. Der Betreffende muß darauf vorbereitet sein, das aufzunehmen, was in den Kristall projiziert wurde, außerdem dürfen nur die positivsten Gedankenformen zu solch einer Programmierung verwendet werden.
Einer der am besten geeigneten Steine zur Erdung positiver Behandlungsergebnisse bei der persönlichen Weiterarbeit ist schwarzer oder dunkelgrüner Turmalin. Was einem manchmal als schwarzer Turmalin erscheint, ist in Wirklichkeit ein sehr dunkler grüner Stein, der die heilende Essenz der Farbe Grün in die Tiefe des ersten Chakras einströmen läßt. Er ist ein besonders geeigneter Stein zum Tragen, zur Meditation oder dazu, ihn in der

Hand zu halten, wenn man die subtilen Wirkungen einer Kristallbehandlung ins tägliche Leben einfließen lassen will. Dunkler Turmalin kanalisiert spirituelle Kräfte und bringt sie auf die Erde; er ist ein tröstender Freund in Zeiten des Übergangs und der Veränderung, der einem hilft, neurotische Gewohnheitsmuster zu neutralisieren und sie durch bewußtes Handeln zu ersetzen.

Bewußtes Neuprogrammieren

Durch beständiges Üben ist es möglich, alte Gedanken-»Tonbänder« zu löschen und sich geistig so neu zu programmieren, daß damit der bewußte Wille gestärkt wird. Diese Übung erfordert Hingabe und Ausdauer. Wenn man sich einer Denkgewohnheit bewußt wird, die nicht produktiv ist, sollte man sich einen neuen Gedankeninhalt schaffen und mit ihm das alte Band gleichsam überspielen. Dazu setzt man sich ruhig und bequem hin und hält einen seiner Lieblingskristalle auf das dritte Auge. Dabei konzentriert man sich geistig darauf, sich selbst nach dem neuen Gedankeninhalt empfinden, wahrnehmen, atmen und handeln zu sehen. Man sollte das neue »Programm« auch laut und in der Gegenwartsform aussprechen, um es während des Tages sich immer wieder real manifestieren zu lassen. Dabei ist es wichtig, die alte geistige Haltung und alle damit verbundenen Verhaltensweisen und Gefühle durch die neu gefundenen Inhalte zu ersetzen.
Ist man zum Beispiel schüchtern, introvertiert und unsicher im Umgang mit Menschen, sollte man sich auf einen Citrin-Kristall einstimmen, sich selbst von Selbstvertrauen und Sicherheit erfüllt sehen und dann diese Liebe

auf andere ausstrahlen. Dabei kann eine fließende und unbefangene Interaktion mit allen Menschen, vom Tankwart bis zum vertrautesten Partner, visualisiert werden. Wenn man sich dieses neue Bild gut eingeprägt und es mit Worten bekräftigt hat, ist es viel einfacher, mitten im Alltagsleben auf eine neue Einstellung umzuschalten. Durch das neue Programm, auf das man sich eingestellt und das man mit Willenskraft durchwärmt hat, ist es leichter, das Neue auch physisch zu manifestieren, und damit verändert sich das Leben. Dieses bewußte Neuprogrammieren ist ein Prozeß, der einem die Zügel wieder selbst in die Hand gibt, da sich dadurch eingefahrene Gewohnheiten verändern können und das Herz geheilt wird. Wenn der Wille bewußt gebündelt und gelenkt wird, ist es möglich, aus einer unendlichen Energiequelle zu schöpfen und diese Energie zur Heilung jedes Aspektes des eigenen Selbst »anzuzapfen«. Jeder von uns hat Zugang zu dieser Quelle von Seelenkraft im eigenen Innern und kann sie nutzen, um Klarheit für seine Gedanken zu gewinnen, sein Herz zu heilen und dem Körper Ausgeglichenheit zu schenken. Wenn die Gedanken, Gefühle und Handlungen in Einklang mit dem Geist kommen, wird das persönliche Identitätsgefühl darüber hinausgehen, sich nur als Körper, Geist oder als Gefühl wahrzunehmen. Wir erkennen uns dann als Teil eines größeren Zusammenhangs und können in unser Leben und auf den Planeten die Gesundheit und das Wohlbefinden einströmen lassen, die wir allmählich als unserem Selbst zugehörig kennenlernen.

TEIL II

Die Meister-Kristalle

Kapitel 7

Die Meister-Kristalle, unsere Lehrer

Die Meister-Kristalle sind im wahren Sinn des Wortes Meister. Sie leben in einer vollkommenen Gestalt und manifestieren durch ihr Sein Einklang mit der Quelle des Lichtes. Jeder der Meister-Kristalle verkörpert ein bestimmtes Prinzip und öffnet Türen, durch die man in die Welt der Harmonie von Geist und Erde eintreten, sie erfahren kann. Diese Kristalle sind Boten vom Himmel und Lehrer des göttlichen Gesetzes. Manche entkleiden uns recht schonungslos der Düsternis egozentrischer Einstellungen und Identifikationen, während andere den Weg zu einer bewußten Kommunikation mit den Bereichen des höheren Selbst öffnen.

Die Meister-Kristalle sind alle Lehrer-Kristalle. Ihr Auftreten in unserer Zeit und die wachsende Erkenntnis, wie man sie benutzen kann, sind ein Hinweis darauf, daß wir jetzt bereit sind, großes Wissen mitgeteilt zu bekommen und aufzunehmen. Die Menschheit hat nun die Möglichkeit, Ideen und Begriffe in ihre Gedankenprozesse aufzunehmen, die wir jetzt erst wirklich erfassen können. Wir nutzen ja nur einen Teil unserer Gehirnkapazität, aber wir könnten hundert Prozent nutzen. Die meisten Kristalle übermitteln Frequenzen, welche die höheren Fähigkeiten des Geistes aktivieren und unsere Aufmerksamkeit auf die seelische Ebene lenken. Immer mehr Meister-Kristalle werden entdeckt und an die Oberfläche der Erde gebracht, damit sie von jenen Menschen angezogen werden, die unglaubliche Verwandlungen erle-

ben möchten und für diese Verwandlungen auch bereit sind.
Der geometrische Habitus der medialen Kristalle, der Transmitter- und Fenster-Kristalle sind ihr deutlichstes Erkennungsmerkmal. In ihnen liegt tiefe Symbolkraft, numerologische Bedeutsamkeit und eine physische Darlegung der göttlichen Ordnung. Die geometrische Struktur dieser Meister-Kristalle ist präzis und sehr spezifisch, sie bestimmt genau ihren Zweck und Gebrauch. Die Laser- und Riesenquarz-Kristalle sind Werkzeuge, erfüllt mit dem alten Wissen der frühen Zivilisationen, während die Elestial-Quarze die Dunkelheit des Geistes erhellen und klären, die Wahrheit enthüllen und den Einklang mit der geistigen Welt herstellen.
Die Meister-Kristalle werden meist zur persönlichen Meditation, mit einem Partner oder einer Gruppe gleichgesinnter Menschen benutzt. Es ist nicht gut, wenn andere diese Kristalle berühren, während man aktiv mit ihnen arbeitet. Jeder Kristall strahlt sein Wesen und seine Wirkung aus, und damit er Wissen übermitteln kann, müssen die Menschen, die mit diesen Kristallen arbeiten, empfänglich und klar sein. Deshalb geht es zunächst vor allem darum, die nebensächlichen Gedanken, die unaufhörlich aus dem Unbewußten aufsteigen, zur Ruhe zu bringen und den Geist so zu ordnen, daß er die Lehren der Meister-Kristalle aufnehmen kann. Indem man seinen Geist darin übt, die Frequenzen der Meister-Kristalle wahrzunehmen, lernt man die Kunst der interdimensionalen Kommunikation und kann so die Kluft zwischen der menschlichen und der mineralischen Lebensform überbrücken.
Ich kenne bis heute nur sechs von den vermutlich zwölf Meister-Kristallen, die es gibt, und sie sind alle reine

Quarzkristalle. Die übrigen haben sich mir bis jetzt noch nicht gezeigt. Vielleicht werde ich sie bald entdecken; möglicherweise offenbaren sie sich ja auch Ihnen. Das aufregende ist, daß wir jetzt für diese Kristalle bereit sind, die sich manifestieren; und sie sind dazu bereit, durch unsere bewußte Einstimmung auf sie aktiviert zu werden. Man muß sie mit vollkommener Achtung und reinster Absicht benutzen. Sie führen uns, sie sind unsere Lehrer, unsere Freunde, sie sind da. Sind wir bereit?

Kapitel 8

Mediale Kristalle

Habitus und Zahlensymbolik

Mediale Kristalle erkennt man an einer großen, siebenseitigen Facette im vorderen Zentrum des Kristalls und einer gegenüberliegenden Seite, die ein exaktes Dreieck bildet. Neben dem Dreieck wird die Rückseite meist auch noch durch mehrere andere kleinere Kristalle gebildet.

Sieben ist eine metaphysische Zahl, die den Lernenden, den Mystiker und den Wahrheitssucher symbolisiert. Die Sieben verkörpert die Intuition des höheren Geistes und den Menschen, der nach innen geht, um zur Weisheit zu gelangen. Sieben ist die Zahl der mystischen Wahrheiten, die einem zufließen, wenn man durch eine Ablösung vom Materiellen fähig geworden ist, mit dem dritten Auge zu sehen. Das große Siebeneck, an dem man die medialen Kristalle so deutlich erkennt, ist die Pforte, durch die wir zur inneren Wahrheit gelangen können, durch sie enthüllt sie sich uns.

Das Dreieck auf der Rückseite des Kristalls macht es möglich, solche Wahrheiten in Worten auszudrücken. Die Zahl Drei symbolisiert die Sprachfähigkeit und die Gabe, sich schöpferisch und freudig auszudrücken. Die Kraft der Zahl Sieben geleitet den Geist nach innen, um Weisheit zu finden. Die Drei ermöglicht es, daß diese Weisheit sich manifestiert und durch das gesprochene Wort mitteilbar wird (vieles, was ich persönlich über die

Kraft und die Fähigkeiten der Kristalle erfuhr, geschah über den Weg von medialen Kristallen, noch bevor ich überhaupt von ihnen wußte).
Die große siebeneckige Facette verkörpert die sieben Eigenschaften, die das menschliche Bewußtsein erlangen muß, um zur Weisheit der Seele zu gelangen und sie äußern zu können. Jede der Linien des Siebenecks symbolisiert eine der Tugenden, die in Gleichgewicht und Harmonie mit den anderen sechs Tugenden stehen. Es sind Liebe, Weisheit, Freiheit, Manifestation (die Fähigkeit, sich Ziele zu setzen und schöpferisch zu sein), Freude, Friede und Einheit. Wenn man diese Tugenden ins eigene Dasein integriert hat, ist die Tür zur Vermittlung der Wahrheit geöffnet, und die Weisheit kann weitergegeben und aufgenommen werden.

Anwendung und möglicher Mißbrauch medialer Fähigkeiten

Mediale Fähigkeiten – also Offenbarungen, »Durchsagen«, das Aufnehmen und die Weitergabe geistiger Eingebungen, der Kontakt zu Übersinnlichem oder Seeleninnerem – bedeuten in Zusammenhang mit den medialen Meister-Kristallen ein Aufnehmen, Umsetzen und Ausdrücken der Wahrheit und Weisheit, deren Quelle in der Tiefe der Seele liegt. Es bedeutet, eine bewußte Beziehung zur Quelle des Wissens im innersten Selbst zu haben.
Mediale Fähigkeiten können mißbraucht werden. Man setzt sich mit vielen Quellen in Verbindung und gewinnt Zugang zu den unterschiedlichsten Informationen. Um diese medialen Tätigkeiten wird viel Aufhebens gemacht,

aber oft ist es nur wieder eine Falle für das Ego. Viele Seelen, die nicht mehr in ihrem irdischen Körper weilen, möchten sich physischer »Vehikel« bedienen, um sich auszudrücken. Diese Wesen können weiter entwikkelt sein und unverstellteren Zugang zum Wissen haben als derjenige, durch den sie sprechen, möglicherweise trifft aber auch das Gegenteil zu. Die so gewonnenen Aussagen oder Erkenntnisse können sinnvoll und richtig sein oder auch nicht. Man sollte also immer vorsichtig sein, wenn man als Medium fungiert oder eine »Offenbarung« empfängt. Man darf sich keiner Macht überlassen, bevor man nicht ohne den geringsten Schatten eines Zweifels die Gewißheit hat, daß ihre Absichten rein sind und sie nur das Beste für einen will. Ich schlage Ihnen also vor, sich vor einer »spiritistischen« Sitzung gemeinsam zusammenzusetzen und um Schutz und Führung zu bitten, wobei man beispielsweise die Schutzhüllentechnik anwendet, indem man sich gegenseitig mit einer Hülle von Licht umgibt oder gemeinsam den Spruch spricht, der zu Beginn von Kapitel 2 empfohlen wurde. Dadurch kann man sicher sein, die richtigen Offenbarungen und »Durchsagen« aus höchster Quelle zu empfangen.
Öffnet jemand seine seelischen Kanäle einer Wesenheit, die weniger entwickelt als er selbst ist, wird seine eigene Lebensenergie womöglich aufgesogen werden, und er fühlt sich danach oft sehr ermüdet und verwirrt. Wenn jemand als Medium fungieren möchte und sein Unbewußtes einer Wesenheit öffnet, von der er annimmt, daß sie mehr über sein Selbst weiß als er, kann er beträchtlich in die Irre geführt werden, falls die Quelle, an die er sich wendet, getrübt ist. Wenn man sich geistig-seelisch öffnet, aber einen falschen Rat erhält und an ihn glaubt,

wird die eigene Intuitionskraft geschwächt und erstickt, und man gründet seine Realitätswahrnehmung auf etwas, das jemand anders wahrnimmt, anstatt in sein eigenes Inneres zu sehen, sich an seine eigene Quelle der Kraft und Weisheit zu wenden. Damit soll nicht gesagt sein, es gebe keine verläßlichen Hilfestellungen dieser Wesenheiten, die uns in unserem Entwicklungsprozeß weiterbringen können. Entscheidend ist die Erkenntnis, daß wir das notwendige Wissen in uns selbst tragen, wenn wir nur richtig hinsehen und hinhören, und es möglich ist, alle notwendigen Erkenntnisse und Offenbarungen aus unserer eigenen unendlichen Quelle zu empfangen und diese Erkenntnis dann auch ins Leben einfließen zu lassen.

Zweifellos gibt es viele hochentwickelte Seelen, von denen wir in Zeiten innerer Nöte Kraft beziehen und auf die wir das Bewußtsein einstimmen können, um Weisheit und Licht von ihnen zu empfangen. Es gibt spirituelle Führer, die immer um uns sind, um uns beim Entwicklungsprozeß zu helfen, und Kräfte, an die wir uns um Schutz und Führung wenden können. Die wahre Kraft und die Weisheit liegen jedoch in uns selbst, und je mehr wir mit dieser inneren Quelle in Einklang stehen, desto stärker entwickeln sich persönliche Sicherheit, Entschiedenheit und Lebenskraft.

Die medialen Kristalle sind dazu da, uns zu lehren, aus der Weisheitsquelle des eigenen Inneren zu schöpfen. Durch die Ehrwürdigkeit und Heiligkeit ihrer geometrischen Struktur und der damit zusammenhängenden Fähigkeiten sowie ihrer Zahlensymbolik verkörpern sie die Fähigkeit, in uns selbst zu gehen, zur eigenen Quelle der Weisheit und Wahrheit Zugang zu finden und das Gefundene dann auch zum Ausdruck zu bringen. Diese Kristalle sind an die Erdoberfläche gekommen, um zu lehren, wie wir unser eigenes Licht aus den reinsten, wahrsten Tiefen unserer Seele gewinnen und ausstrahlen können. Nun kann es manchmal in diesem Entwicklungsprozeß geschehen (und es wird oft geschehen), daß wir anderen Wesenheiten begegnen, die wir erkennen und von denen wir lernen können. Entscheidend dabei ist aber, die Zügel nicht aus der Hand zu geben und die empfangene Information auf den Prüfstein der eigenen Wahrheitserkenntnis zu legen. Wenn wir so der eigenen Weisheit vertrauen, lernen wir, wie wir uns von unseren persönlichen Kräften führen lassen können.

Die Kunst des Umgangs mit medialen Kristallen

Mediale Kristalle können zu vielerlei Zwecken verwendet werden. Sie sind Werkzeuge für die persönliche Meditationspraxis, durch die man zu innerer Klarheit gelangt, durch sie kann man das Licht der Weisheit in seinen Geist aufnehmen und in das Alltagsleben einfließen lassen. Sie sind von Nutzen, wenn man Antworten auf bestimmte Fragen sucht oder über besondere Gebiete etwas erfahren möchte. Mediale Kristalle sind auch sehr hilfreiche Partner, wenn man Zugang zu Informationen von Speicher-Kristallen finden möchte, oder in Verbindung mit Transmitter-Kristallen. Sie können zur Gruppenarbeit oder zur Arbeit mit einem Partner oder Klienten verwendet werden. In all diesen Fällen sollten sich die betreffenden Personen einig darüber sein, daß sie ganz bewußt bestimmte Informationen erhalten

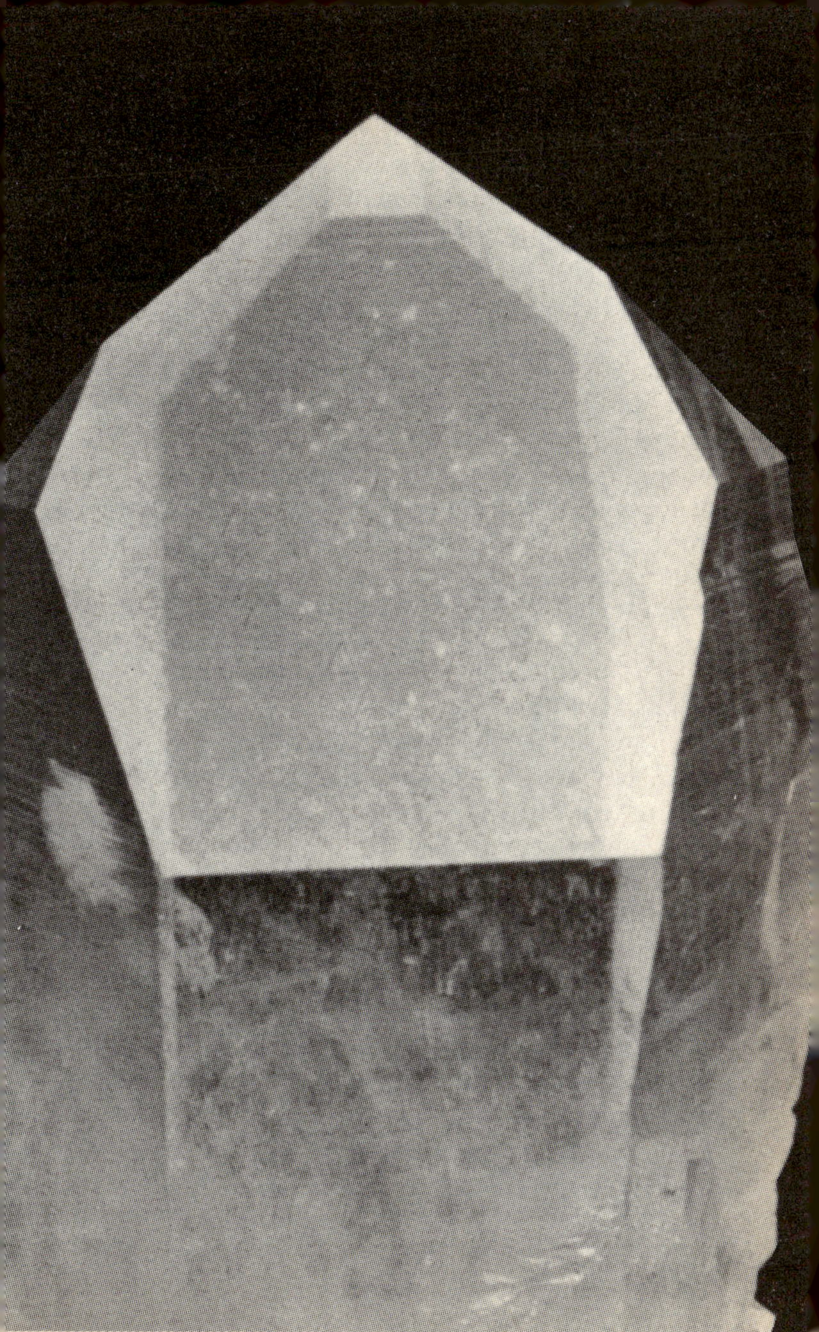

möchten. Diese bewußte geistige Verbindung ermöglicht es der Gruppe (oder den betreffenden Personen), sich geistig mit einer Quelle zu verbinden, um die gewünschte Botschaft zu erhalten.

Bevor man mit dem medialen Kristall zu arbeiten beginnt, ist es sinnvoll, ihn in der linken Hand zu halten und den Geist zur Ruhe kommen zu lassen, indem man sich ganz mit dem Fluß des Atems verbindet. Dann soll man über das Prinzip der Sieben meditieren, sich geistig auf sie konzentrieren und sich mit ihr identifizieren. Dabei stelle man sich reines blaues Licht um das Hals-Chakra und tiefes Purpurrot am dritten Auge vor. Man kann weitere Kristalle und Steine benutzen, um die Aktivierung dieser Punkte zu unterstützen – Aquamarin, Indigolith, blauen Coelestin, Chrysokoll für das Hals-Chakra und Amethyst, Fluorit oder Luvulith für das dritte Auge. Diese Steine kann man tragen, in der Hand halten, man kann vorher mit ihnen meditieren und sie auf die betreffenden Punkte legen, um die intuitiven Kräfte der Vision des dritten Auges und den verbalen Ausdruck vom Hals-Chakra zu unterstützen. Nach der Aktivierung dieser beiden Chakras sollte man sich mit laut gesprochenen Worten an das Licht und die Weisheit der eigenen Seele wenden, damit sie hervorkommen, einen schützen und belehren.

Nachdem man seine Gedanken geklärt, beruhigt und bewußt programmiert hat, gibt es zweierlei Möglichkeiten. Die erste besteht darin, das Siebeneck auf das dritte Auge zu halten und tief und lange zu atmen, während man die Aufmerksamkeit ganz nach innen wendet. Die zweite Möglichkeit ist, Zeigefinger und Daumen jeder Hand zusammenzulegen, wobei man die Weisheit des Jupiter-Fingers (Zeigefinger) mit der des Fingers der persönlichen Identifikation (Daumen) verbindet. Dann führt man die vier Finger zusammen, während die anderen ausgestreckt bleiben. Dieses Mudra lege man auf die Spitze des medialen Kristalls, schließe die Augen und bringe den Geist in eine ruhige, offene und empfängliche Verfassung.

Alle Eindrücke, Symbole, Bilder oder Gefühle, die einen durchziehen, wenn die medialen Kristalle ihre Wirksamkeit begonnen haben, sollte man ohne jeden Zweifel und ohne jedes Mißtrauen annehmen und zum Ausdruck bringen. Die Eindrücke mögen zunächst schwer faßbar und sehr subtil sein, sobald man sich geistig jedoch auf die Frequenz des medialen Kristalles eingestellt hat, werden sie ungehindert fließen. Man sollte die empfangene Botschaft nicht intellektualisieren und »zerdenken«. Gut ist es, jede Sitzung auf Tonband aufzunehmen, jemand anderen Notizen machen zu lassen oder das Geschehene unmittelbar danach schriftlich festzuhalten. Auch wenn man alles ganz bewußt erlebt, ist das Bewußtsein doch stark verändert – oft ein unvertrauter Zustand, der sich nicht leicht ins Gedächtnis zurückrufen läßt.

Während man solch eine Einstimmung macht und dabei vielleicht auf eine höhere Ebene steigt, ist es möglich, daß man die Gegenwart anderer Wesen spürt, die bestimmte Dinge wissen. Wenn man das Gefühl hat, es könne einem dienen, mit ihnen in Kommunikation zu treten, kann man sich bewußt dafür entscheiden, seinen Geist mit dem ihren zu verbinden und dadurch ihre Botschaft zu erhalten. Spricht man in diesen Augenblikken alles laut aus, verändert sich die eigene Stimme möglicherweise, da man sein Bewußtsein an das ihre angleicht. Wenn das geschieht, würde ich raten, eine klare, starke Verbindung zur eigenen Lichtquelle auf-

rechtzuerhalten und sich der eigenen Identität bewußt zu bleiben, während man zugleich der anderen Wesenheit erlaubt, etwas durch einen selbst zum Ausdruck zu bringen.
Wenn man diesen Wesenheiten erlaubt, einem zu helfen, ist es wichtig, die andere Quelle nicht plötzlich als höchste Autorität anzusehen. Man sollte die Wesenheit mehr als Teil seiner selbst (oder seiner Über-Seele) betrachten, verbunden mit derselben Lichtquelle wie man selbst. Andere Wesenheiten (Stimmen) sich äußern zu lassen hat den Vorteil, daß man sich von seiner eigenen linearen Identität löst und als Teil eines großen Ganzen sieht. Die Aufgabe der medialen Kristalle liegt gerade darin, uns größere Sicherheit und Stärke zu verleihen, indem sie uns in die Lage versetzen, alle verschiedenen Facetten und vielfältigen Lichtquellen, die wir in uns tragen, »kanalisieren«, wahrnehmen und zum Ausdruck bringen zu können.
Es gibt einige wenige mediale Kristalle, die von höherentwickelten Wesen und den Urvätern und Urmüttern der Menschheit programmiert wurden. Diese Kristalle sind für gewisse Menschen bestimmt, die ihnen im Leben einmal begegnen werden und wissen, daß sie mit ihnen zu arbeiten haben. Nur diejenigen, die dazu bestimmt sind, von diesen Kristallen Botschaften zu empfangen, werden in der Lage sein, sich geistig auf die Frequenz des jeweiligen Kristalls einzustimmen, um ihn zu aktivieren. Wenn sie das tun, werden ihnen ganz spezifische Informationen zuteil. Diese speziellen medialen Speicherkristalle haben meist Einschlüsse, die sich drehenden Galaxien ähneln, oder eingeätzte Drei-

Medialer Kristall

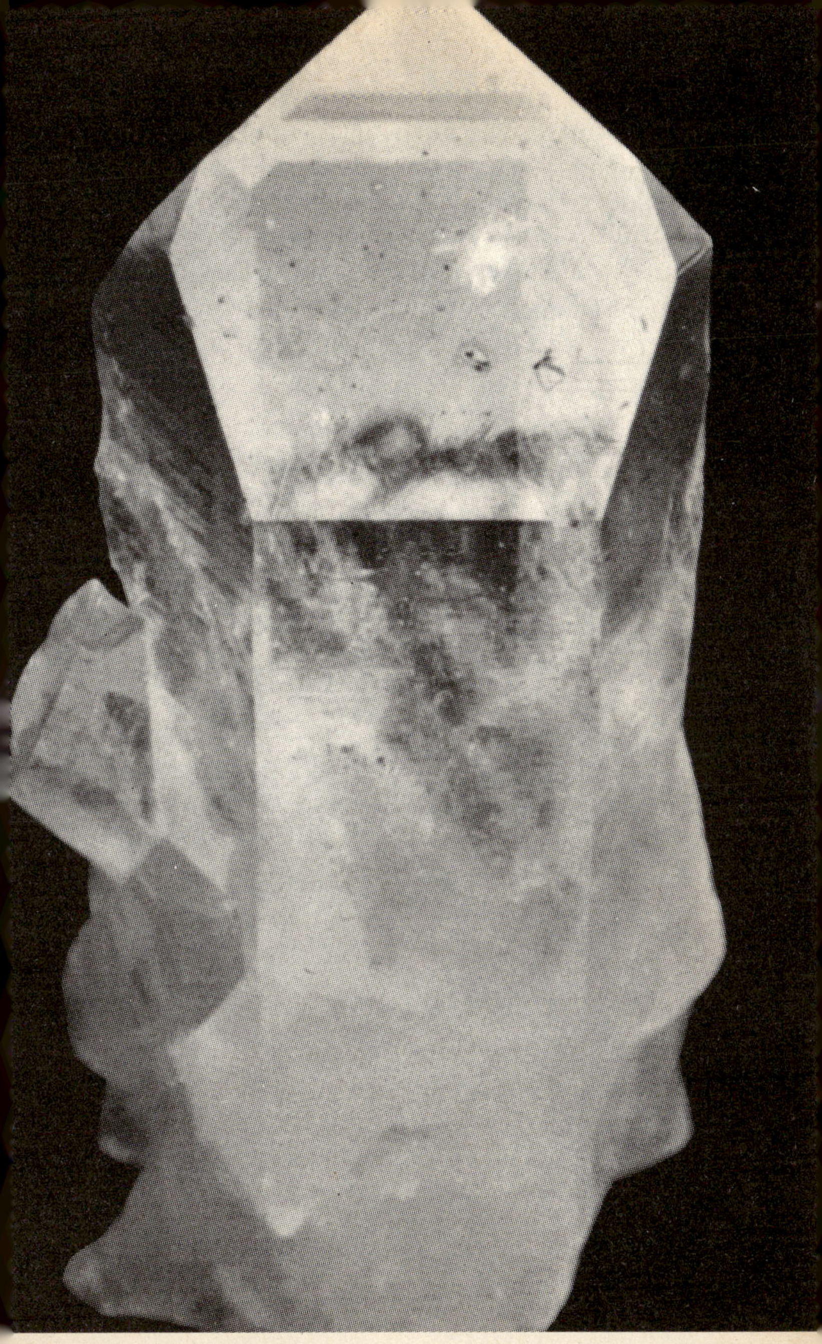

ecke. Es sind ganz einzigartige mediale Kristalle, die gewöhnlich durch ihre Größe und besondere Schönheit ins Auge fallen. Die anderen medialen Kristalle, die man häufig findet, können dem Menschen als Partner helfen, sich auf die Weisheit ihrer Seele einzustimmen, die gewonnenen Erkenntnisse klar zu formulieren und auf Fragen oder Probleme eine Antwort zu finden.

Kapitel 9

Transmitter-Kristalle

Habitus und Zahlensymbolik

Auch Transmitter-Kristalle fallen durch ihren geometrischen Habitus auf. Sie manifestieren, wie die medialen Kristalle, das Geheimnis des Zahlenverhältnisses sieben zu drei. Beim Transmitter-Kristall jedoch befindet sich in der Mitte ein vollkommenes Dreieck, verbunden mit zwei symmetrischen Siebenecken auf beiden Seiten des Dreiecks. Die Sieben verkörpert die Fähigkeit, die physischen Sinne und Begierden zu beherrschen, um die Wahrheit durch die überbewußten geistigen Kräfte zu verwirklichen. Die Sieben ist das göttliche Selbst, und die Drei ist der Weg, diese Göttlichkeit über das individuelle Bewußtsein auch persönlich auszudrücken und zu manifestieren.

Die Zahlensymbolik Sieben-Drei-Sieben weist darauf hin, daß die Persönlichkeitskräfte (die Drei) im Gleichgewicht sind mit beiden Siebenheiten, welche die unmittelbare Verbindung zum Überbewußten herstellen. Und ebendiese Verbindung des Überbewußtseins mit dem individuellen Bewußtsein schafft eine Erdung des universellen Wissens und der Weisheit, läßt sie ins alltägliche Leben einfließen und dort wirksam werden.

Das mittlere Dreieck ist die Verbindungsfläche, die Brücke zwischen persönlicher und universeller Identifikation, und verkörpert so die Einheit. Die sieben Ecken symbolisieren die Tugenden der von Gott erleuchteten

Wesen, nämlich Liebe, Weisheit, Freiheit, Verwirklichung, Freude, Frieden und Einheit.
Durch die Transmitter-Kristalle ist es möglich, das Bewußtsein mit der universellen Weisheit zu verbinden und bestimmte Antworten auf persönliche Fragen und Probleme zu bekommen oder Zugang zu kosmischen Wahrheiten zu erlangen, wobei es entscheidend ist, was man sucht.

Vertiefung der Kommunikation

Transmitter-Kristalle können, wenn man sie richtig verwendet, menschliche Gedankenformen so weiterleiten, daß sie vom universellen Geist empfangen werden und eine entsprechende Reaktion bewirken. Die wichtigste Lektion, die uns die Transmitter-Kristalle erteilen, ist die Kunst, die Kommunikation zu vertiefen und zu verfeinern. Wenn Gedanken oder Fragen klar definiert und auf einen Transmitter-Kristall projiziert werden, wird er diese geistigen Schwingungen ins Universum senden, von wo eine sehr spezifische Antwort zurückkommt. Wenn jemand sich nicht im klaren darüber ist, was er will, wenn er nicht in seiner Mitte oder unkonzentriert ist oder sich nicht in der Lage sieht, seine Gedanken zu ordnen, wird das, was zurückkommt, ebenso bruchstückhaft oder zerrissen sein. Das ist das Gesetz des Universums. Wenn jemand sehr präzise und genau feststellt, was er will, und das ins Universum hinaussendet, wird die Antwort, die zu ihm zurückkommt, diese Klarheit widerspiegeln. Eines der wesentlichen Elemente

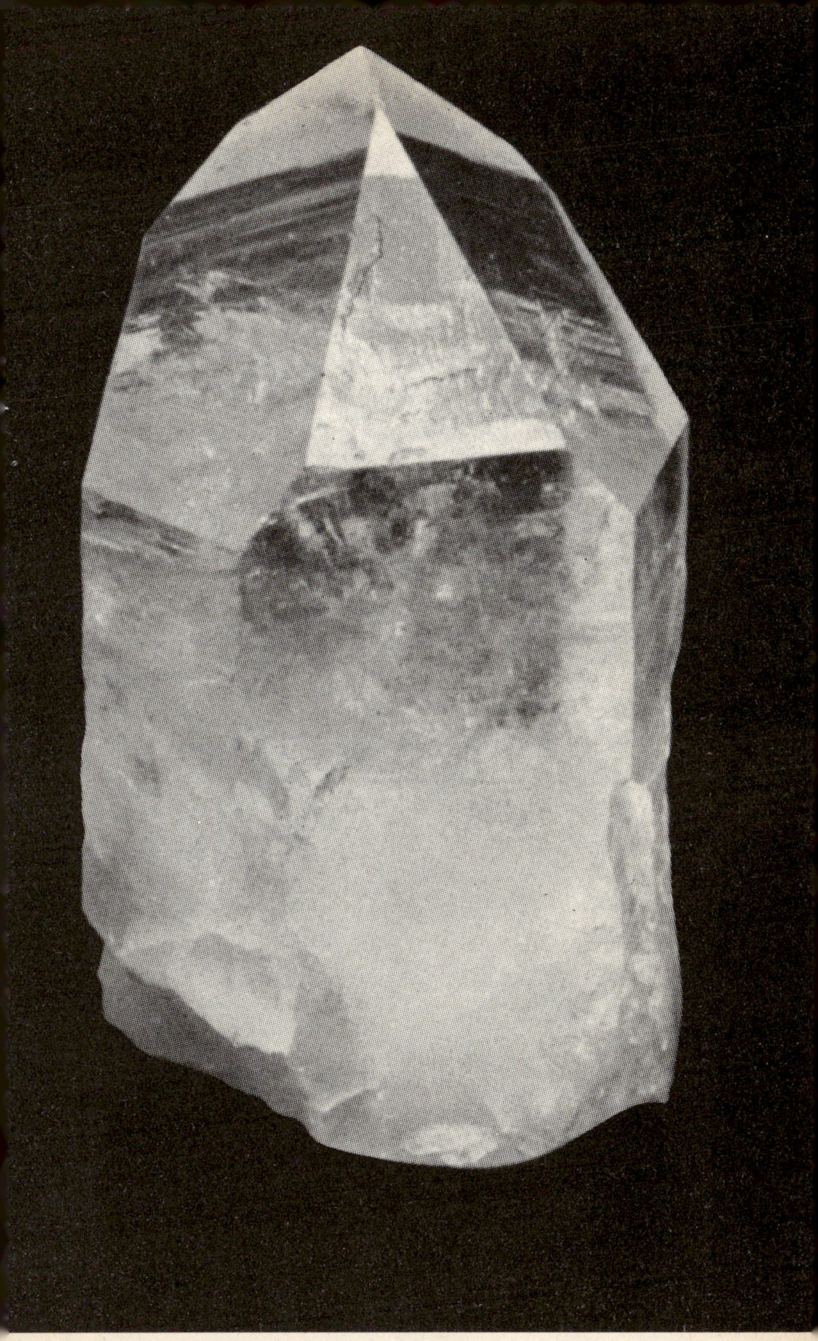

der Kommunikation liegt darin, daß man fähig ist, genau auszudrücken, was man zu benötigen glaubt, um ein vollständiger Mensch zu werden. Ein anderer, ebenso wichtiger Aspekt ist die Fähigkeit, sich selbst einer entsprechenden Antwort aus dem Universum für würdig zu halten.

Unsere Gedanken bilden in hohem Grade das geistige Muster, das unsere eigene persönliche physische Realität schafft. Wir bekommen das, was wir dem Universum zuvor vermitteln. Wenn wir nicht haben, was wir brauchen und wollen, könnte es daran liegen, daß wir unsere Absichten nicht explizit definiert und zum Ausdruck gebracht haben. Möglicherweise waren wir auch nicht in der Lage, die Wirkungen unserer positiven Gedankenprojektionen in unser Leben zu integrieren. Wenn man mit Transmitter-Kristallen arbeitet, ist es möglich, die Kunst der Kommunikation zu lernen, welche die eigenen Absichten klar zum Ausdruck bringt. Man gelangt dabei zu der inneren Sicherheit, daß man bereit und willens ist, die zurückkehrende Energie ins eigene Leben aufzunehmen und einzufügen.

Die Transmitter-Kristalle sind eine Art Überprüfungs-und-Ausgleichs-System: Erhält man keine klare Antwort, bedeutet dies, man hat die Frage oder Projektion nicht exakt genug formuliert oder muß offener und empfänglicher sein, um die Antwort aufzunehmen. Transmitter-Kristalle sind wichtige Lehrer, die uns helfen können, klar herauszufinden, was wir wollen. Sie unterstützen uns dabei, die Fähigkeit zu entwickeln, unsere Absichten ins Universum hinauszuprojizieren; und sie versetzen uns in die Lage, die entsprechende Antwort auch anzunehmen.

Transmitter-Kristalle können auf verschiedenerlei Weise wirksam werden. In jedem Fall sendet man bewußt Gedanken oder Fragen aus, um eine unmittelbare Antwort zu erhalten. Die wichtigste und am häufigsten angewendete Methode ist es, sich geistig mit dem universellen Geist zu verbinden und auf ihn einzustimmen. Eine andere Möglichkeit ist es, bewußt in Kommunikation zu treten mit spirituellen Führern, Meistern oder Lehrern, die nicht mehr im physischen Leib weilen. In jedem Fall sollte die Absicht, in der man mit dem Kristall arbeitet, klar definiert und ausgesprochen werden.
Durch ihre Fähigkeit, Energie von der irdischen Ebene in höhere Dimensionen zu übermitteln, können die Transmitter-Kristalle als Kommunikationsbasis verwendet werden, um bewußte Beziehung zu anderen Lebensformen herzustellen. Die Transmitter-Kristalle sind eine Lernhilfe, durch die man seine intuitiven Fähigkeiten und die Möglichkeit zu telepathischer Kommunikation weiterentwickeln kann. Zwei Menschen können sie auch benutzen, um Botschaften untereinander auszutauschen. Wenn eine Information vom geeigneten Empfänger aufgenommen wurde, ist die Übertragung vollendet und der Kristall von der Gedankenform befreit. Das dient auch zum Selbstschutz.
Bevor man diese Kristalle mit seinen Gedanken programmiert, sollte man sich Zeit nehmen, ruhig dazusitzen, tief zu atmen und sich die Tugenden bewußtzumachen, die von den sieben Seiten des Siebenecks symbolisiert werden. Man stimme sich auf diese spirituellen Qualitäten ein, während man den Transmitter-Kristall in der linken Hand hält. Dann formuliere man die Frage

gedanklich ganz klar, lege das Dreieck auf das dritte Auge und projiziere geistig, was einen beschäftigt, in den Transmitter-Kristall. Daraufhin sollte man den Kristall auf einen Altar oder auf einen besonderen Platz legen und ihn vierundzwanzig Stunden lang ungestört dort liegenlassen. Während dieser Zeit, da die Übermittlung geschieht, müssen die Kristalle aufrecht stehen. Haben sie keine natürliche flache Basis, um selbst stehen zu können, muß man sie stützen, am besten mit Holz. Man sollte keine anderen Kristalle oder Edelsteine zum Stützen verwenden, da dies die Übertragung des Gedankens stören könnte. Während der vierundzwanzig Stunden sollte der Transmitter-Kristall soviel natürlichem Licht wie möglich (Sonnenlicht, Mondlicht) ausgesetzt sein, weil das seine Wirkung noch unterstützt. Möglichst zur selben Zeit des folgenden Tages sollte man sich wieder ruhig hinsetzen, sich mit den sieben Qualitäten verbinden, dann seine Gedanken zum Schweigen bringen und sich in eine ganz offene, empfängliche und bereitwillige Verfassung bringen. Wieder lege man das Dreieck an die Stirn und empfange nun die Botschaft, die einem zuteil wird. Die ideale Zeit, um Transmitter-Kristalle zu programmieren, ist entweder bei Sonnenaufgang oder bei Sonnenuntergang, wenn die Lichtkräfte sich stark verändern und die ätherischen Kräfte sensibilisiert sind.

Während man intensiv mit Transmitter-Kristallen arbeitet, sollte man sie von niemand anderem berühren lassen, da die Schwingungen anderer Menschen die eigenen Energien, die man auf die Kristalle übertragen hat, stören könnten. Nach der Übertragung sollte der Kristall zudem gereinigt werden.

Transmitter-Kristall

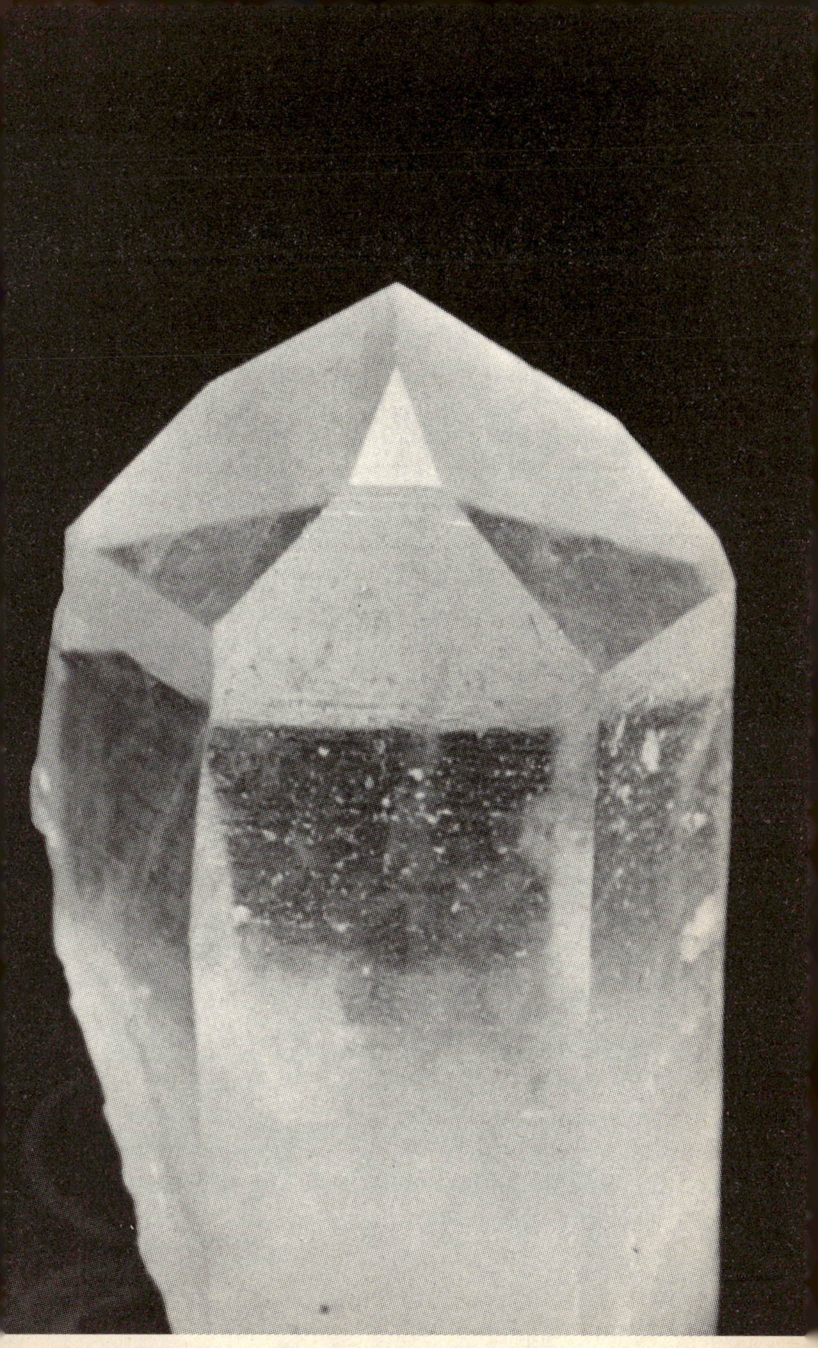

Diese Kristalle haben eine starke Wirkung, wenn man sie bewußt einsetzt. Sie können das menschliche Bewußtsein sogar manchmal mit Bereichen verbinden, in denen himmlische Wesenheiten leben. In dieser Dimension gibt es keine Dualität, nur Licht und den bewußten Ausdruck des Lichts. Die Wesen, die in dieser Dimension existieren, wissen nicht, wie es ist, in einer dualistischen Polarität zu leben. Indem man bewußt in Kommunikation mit ihnen tritt, können wir Erdenbürger das Licht aufnehmen, das ihr Dasein und ihre Wirklichkeit immerzu umgibt, damit es uns hilft, unsere eigene stabile Verbindung zur Quelle zu erhalten, auch wenn wir in einer Welt des Halbschattens, des Zwielichts leben. Andererseits lernen diese Wesenheiten dafür, daß sie uns ihr Licht senden, was es bedeutet, in einer Realität zu leben, in der die Lichtkraft nicht allgegenwärtig ist und im inneren Selbst gefunden werden muß, was Glauben, Vertrauen und Selbstbeherrschung verlangt. Durch eine gemeinsame Arbeit mit den Transmitter-Kristallen kann jede Art von Wesenheit Erfahrung und Wissen gewinnen und sich weiterentwickeln. Diese Art von interdimensionaler Kommunikation trägt zudem ungeheuer viel dazu bei, das Licht des Bewußtseins ins gesamte Universum hinausstrahlen zu lassen.

Ausgleich der Polaritäten

Transmitter-Kristalle und mediale Kristalle sind Polaritäten. Der Transmitter-Kristall ist »männlich«, Yang, er sendet aus, er hat Festigkeit und Durchsetzungskraft. Die medialen Kristalle sind »weiblich«, Yin, und empfänglich. Jeder dieser Kristalle für sich ist jedoch eine ausgeglichene Polarität. Der Transmitter-Kristall sendet Gedankenformen aus, hat aber auch die Fähigkeit, aufzunehmen und Informationen zu speichern. Der mediale Kristall führt das Bewußtsein nach innen, damit man die Wahrheit aufnehmen kann, und ist darüber hinaus in der Lage, sie mit Hilfe der Stimme nach außen zu projizieren, damit die Weisheit klar verkündet werden kann. Jeder dieser Meister-Kristalle ist ein großer Lehrer in der Kunst der Kommunikation und verkörpert die Gabe des Empfangens ebenso wie die Fähigkeit zu geben. Sie sind ein Symbol für geistige Klarheit, bewußte Konzentration und Projektion, während sie zugleich Empfänglichkeit und Wahrnehmung manifestieren.

Es ist möglich, daß sich im gleichen Kristall sowohl mediale Fähigkeiten als auch Transmitter-Eigenschaften verkörpern. Diese speziellen Kristalle manifestieren eine vollkommene geometrische Form, bei der alle sechs Seiten einschließlich der Spitze entweder Dreiecke oder Siebenecke bilden. Das Geheimnis dieser Kristalle liegt in der Zahlenkombination 7:3:7:3:7:3, wobei das Dreieck auf der Rückseite des medialen Kristalls dem Dreieck in der vorderen Mitte des Transmitter-Kristalles gleicht. Sie wurden liebevoll »Dow-Kristalle« genannt, da sie von Jane Ann Dow entdeckt wurden. Diese einzigartigen und äußerst seltenen Kristalle sind wirklich Meister der Kommunikation und außerordentlich starke Helfer, in denen sowohl die medialen wie auch die Transmitter-Eigenschaften aufs intensivste verbunden sind.

Entschließt man sich, mit einem dieser Kristalle zu arbeiten, so sollte man die Augen offenhalten und sich gedanklich darauf konzentrieren oder einen seiner Projektorkristalle zur Programmierung verwenden (siehe auch Kapitel 6, Abschnitt »Individuelle Arbeit mit Kristallen und Edelsteinen«). Zudem sollte man beginnen, genau auf die spezifischen geometrischen Formen der Kristalle, denen man begegnet, zu achten. Auch seine Privatsammlung sollte man auf besondere Stücke hin durchsehen. Vielleicht ist schon ein solcher Kristall vorhanden, der nur darauf wartet, durch bewußte Einstimmung des Menschen auf ihn aktiviert zu werden.

Kapitel 10

Die Fenster-Kristalle

Wie man einen echten Fenster-Kristall erkennt

Fenster-Kristalle erkennt man an der großen, rautenförmigen Facette, dem »Fenster«. Dieses Fenster bildet die siebte Seite, wobei die vier Punkte der Raute sich mit den anderen Hauptkanten des Kristalls schneiden. Mit anderen Worten: Die Spitze des rautenförmigen Fensters ist in einer Linie direkt mit der Spitze des Kristalls verbunden, die seitlichen Punkte sind mit den gegenüberliegenden flächenbildenden Winkeln verbunden, und die untere Spitze des Fensters führt zur Basis des Kristalls.

Fenster-Kristalle unterscheiden sich von gewöhnlichen Kristallen mit Rhombusfacette dadurch, daß dieses rautenförmige Fenster klar und groß genug ist, um Einblick in die innere Welt des Kristalls geben zu können. Bei Fenster-Kristallen ist die Raute im Vergleich zu den anderen Seiten, einschließlich der Spitze, so groß, daß man sie als eigene Fläche betrachten kann, wodurch ein Kristall mit sieben anstatt sechs Facetten oder Seiten gebildet wird. Das verleiht dem Fenster-Kristall eine Dimension, die andere Mitglieder der Quarzfamilie nicht aufweisen.

Nicht alle regelmäßig rautenförmig facettierten Kristalle, die man häufig findet, sind Fenster-Kristalle. Die Rauten dieser Kristalle sind kleiner, sind gewöhnlich an den Seitenkanten und nicht im Zentrum zu finden und fallen

deshalb auch nicht so sehr ins Auge. Kristalle, die rautenförmig facettiert sind, gehören zur gleichen Familie wie die Fenster-Kristalle, haben aber nicht die gleiche Wirkungsdimension. Wenn man sich erst fragen muß, ob man einen Fenster-Kristall vor sich hat, dann ist es bestimmt keiner. Das Fenster eines solchen Kristalls wird einem unmittelbar auffallen.
Die vier Seiten dieses Fensters verkörpern die Verbindung von oberer und unterer Welt, da die beiden Dreiecksformen an gemeinsamen Punkten zusammentreffen. Das ermöglicht eine klare Sicht in die tiefere spirituelle Bedeutung der physischen Realität. Die Rautenform des Fensters symbolisiert das Gleichgewicht und die Integration von Hohem und Tiefem, Innerem und Äußerem, Spirituellem und Physischem.

Ein Meister, der uns den Spiegel vorhält

Fenster-Kristalle sind wie geöffnete Fenster in das Reich der Seele, die einem den Blick über die illusionären Identitäten hinweg in die Tiefe des Selbst öffnen. Sie spiegeln die Seelenwahrheit wider und zeigen so oft auch die Schatten der Angst und Unsicherheit, die hier die Seele daran hindern, ihr Licht auszustrahlen. So können sie zu mächtigen Lehrern werden. Sie sind wie ein Guru oder Meister, da sie uns einen sehr klaren Spiegel vorhalten, in dem wir einfach das Bild unserer selbst unverhüllt erkennen. Fenster-Kristalle sind leer und ohne Ich, sie schenken Einblick in die tieferen Bereiche des Seins.

Fenster-Kristall

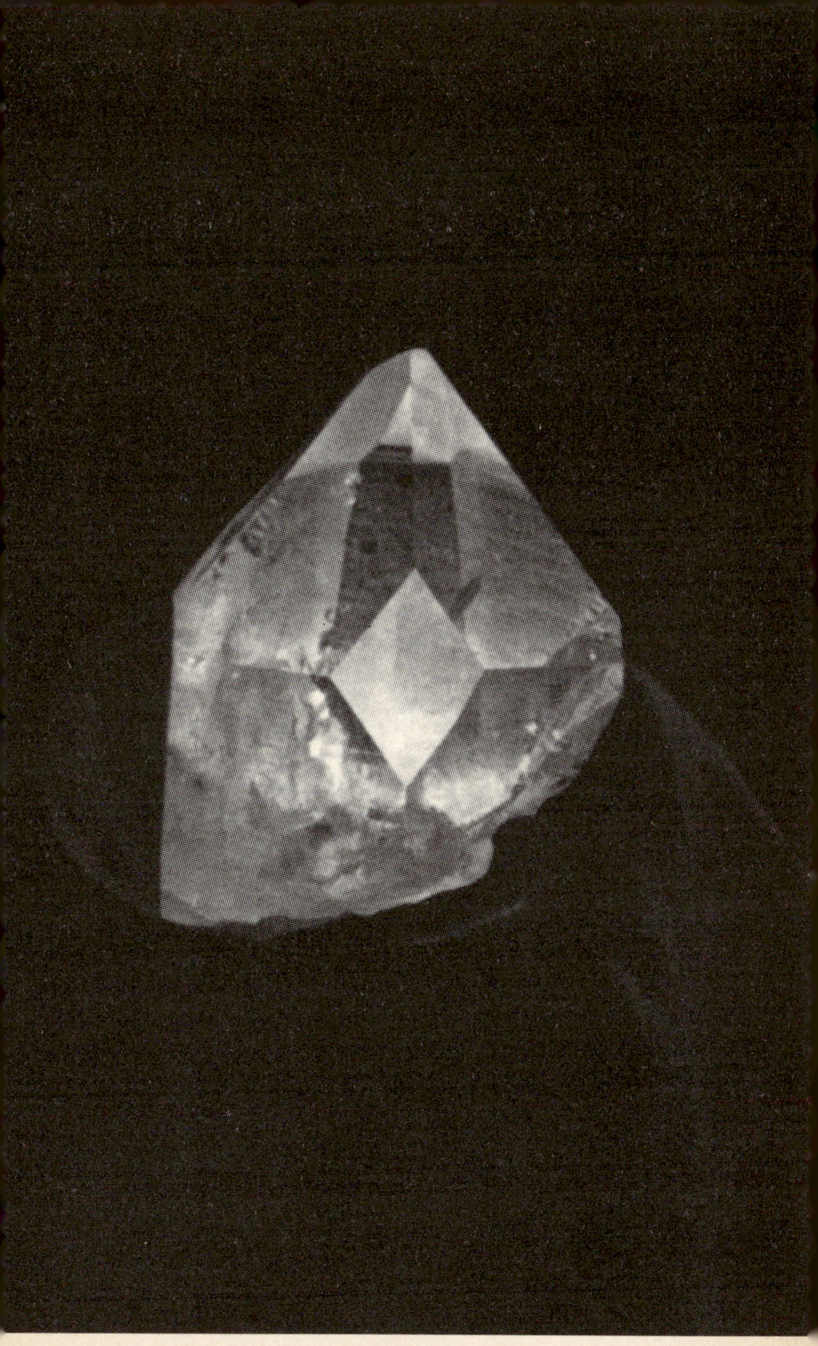

Der Fenster-Kristall ist ein sehr persönlicher Kristall und gewinnt an Ausstrahlung und Kraft, je öfter man mit ihm umgeht. Er kann zu einem persönlichen Meditationspartner werden, da er einem das Bedürfnis vermittelt, sich nach innen zu wenden, ruhig zu werden und sich selbst wahrzunehmen. Fenster-Kristalle reflektieren unmittelbar die Persönlichkeit, die bewußt mit ihnen arbeitet. Diese Kristalle sind klare Energieempfänger und strahlen alles, was sie aufnehmen, direkt ins menschliche Bewußtsein zurück. Fenster-Kristalle halten keine Eindrücke fest, tragen keine Erinnerungen mit sich. Sie spiegeln einfach wider. Wenn man in einem Fenster-Kristall etwas sieht, das einem nicht behagt, kann man das kaum dem Menschen zur Last legen, der vorher in das Fenster geblickt hat. Man ist es selbst oder ein Aspekt seiner selbst, der eines kritischen Blickes bedarf. Wo man auch in seiner Entwicklung, in seinem Verhältnis zu sich selbst steht – man wird es sehen, wenn man in den Fenster-Kristall schaut. Er wird ebenso all das Licht, das ein Mensch ausstrahlt, wie auch die Schatten des Unbewußten zurückwerfen. Er ist aufrichtig. Er wählt nicht aus, was er widerspiegeln soll. Er reflektiert einfach das, was da ist. Ebenso wie es vielerlei Arten von Glas gibt, jedoch nur eine Art von Spiegelglas, ist der Fensterkristall in seinem Bereich einzigartig und unverwechselbar. Es gibt nicht viele Fenster-Kristalle. In all den Jahren, in denen ich mit Kristallen arbeitete, sind mir nur einige wenige begegnet. Man kann sie aber anziehen, wenn man bereit ist, sich selbst aufrichtig, unverstellt und klar zu sehen. Für das, was der Fenster-Kristall uns widerspiegelt, müssen wir bereit sein, alle Gedanken, Handlungen und Verhaltensmuster aufzugeben, die uns daran hindern, die Verantwortung für ein Leben in Wahrheit auf uns zu nehmen. Es können sonst Konflikte auftreten, da man die Möglichkeiten der Seele wahrgenommen hat, jedoch unfähig oder nicht bereit ist, sie in das Leben zu integrieren.

Vom Umgang mit Fenster-Kristallen

Es gibt vor allem zwei Möglichkeiten, mit Fenster-Kristallen umzugehen. Die erste besteht darin, seine Gedanken zur Ruhe zu bringen und dann mit festem Blick durch das Fenster in das Innere des Kristalles zu sehen. Das Fenster läßt uns geistig die Farben, Eindrücke und Gefühle der Aura wahrnehmen. Je länger man so mit Fenster-Kristallen arbeitet, desto leichter wird es einem fallen, die subtilen Eindrücke wahrzunehmen, die vor dem geistigen Auge erscheinen, wenn ein konzentrierter Blick in den Rhombus gerichtet wird. Das Fenster erweitert den Blickwinkel, da es das wahre Wesen eines Diamanten (engl. *diamond* = Raute, Rhombus) ist, zu leuchten und Licht zu reflektieren. Wenn Menschen in ein solches Kristallfenster schauen, geschieht es oft, daß sie eine unbegrenzte Zahl von immer noch mehr Rhomben wahrnehmen, was ihr Bewußtsein mit einem Gefühl der Unendlichkeit erfüllt.
Die zweite Möglichkeit, mit Fenster-Kristallen zu arbeiten, ist, die Augen zu schließen und das rautenförmige Fenster zwischen die Augenbrauen zu legen. Fenster-Kristalle haben etwas sehr Visuelles. Wenn wir das Fenster an unser drittes Auge halten, werden wir Bilder wahrnehmen. So kann der Kristall dazu verwendet werden, uns beim Blick nach innen auf einen bestimmten Aspekt unserer selbst, eine gewisse Situation oder eine

Beziehung zu helfen. Bevor Sie einen solchen Kristall benutzen, damit er Ihnen spezielle Dinge widerspiegelt, sollten Sie Ihre Gedanken klären und zur Ruhe bringen, um sich dann deutlich vor das geistige Auge zu halten, für welchen besonderen Aspekt des Lebens Sie größeren Einblick haben möchten. Man vergegenwärtige sich dieses Bild beim Blick in das Fenster, versuche, dann wieder einen klaren Kopf zu bekommen, und richte den Blick ins Innere. Ob man Fenster-Kristalle benutzt, um in sie hineinzusehen oder um sie auf das dritte Auge zu legen, hängt von dem Menschen ab, der ihn gebraucht, aber auch von der individuellen Situation. Wenn Sie mit diesen Kristallen arbeiten möchten, empfiehlt es sich, beide Methoden auszuprobieren und zu sehen, welche für Sie die bessere ist.

Abgesehen von persönlichen Meditationen sind Fenster-Kristalle noch auf vielerlei andere Weise zu verwenden. Man kann durch sie beispielsweise die Aura eines anderen Menschen erkennen, indem man das Fenster auf den Betreffenden richtet und es dann auf das eigene dritte Auge legt. Fenster-Kristalle können so auch dazu verwendet werden, um die seelischen Zielsetzungen eines anderen Menschen zu erkennen. Das Fenster wird einem dabei helfen, die Zeiten zwischen verschiedenen Lebensphasen zu erkennen, in denen Entscheidungen getroffen wurden, oder zu sehen, welche Erfahrungen notwendig waren, damit sich das persönliche Schicksal erfüllen konnte. Die Verbindung mit dieser reinen Seelenenergie macht es möglich, sowohl in die Vergangenheit wie auch in die Zukunft zu sehen, um die wahre Bestimmung des Lebensweges zu erkennen. Ebenso wie man aus dem

Fenster-Kristall

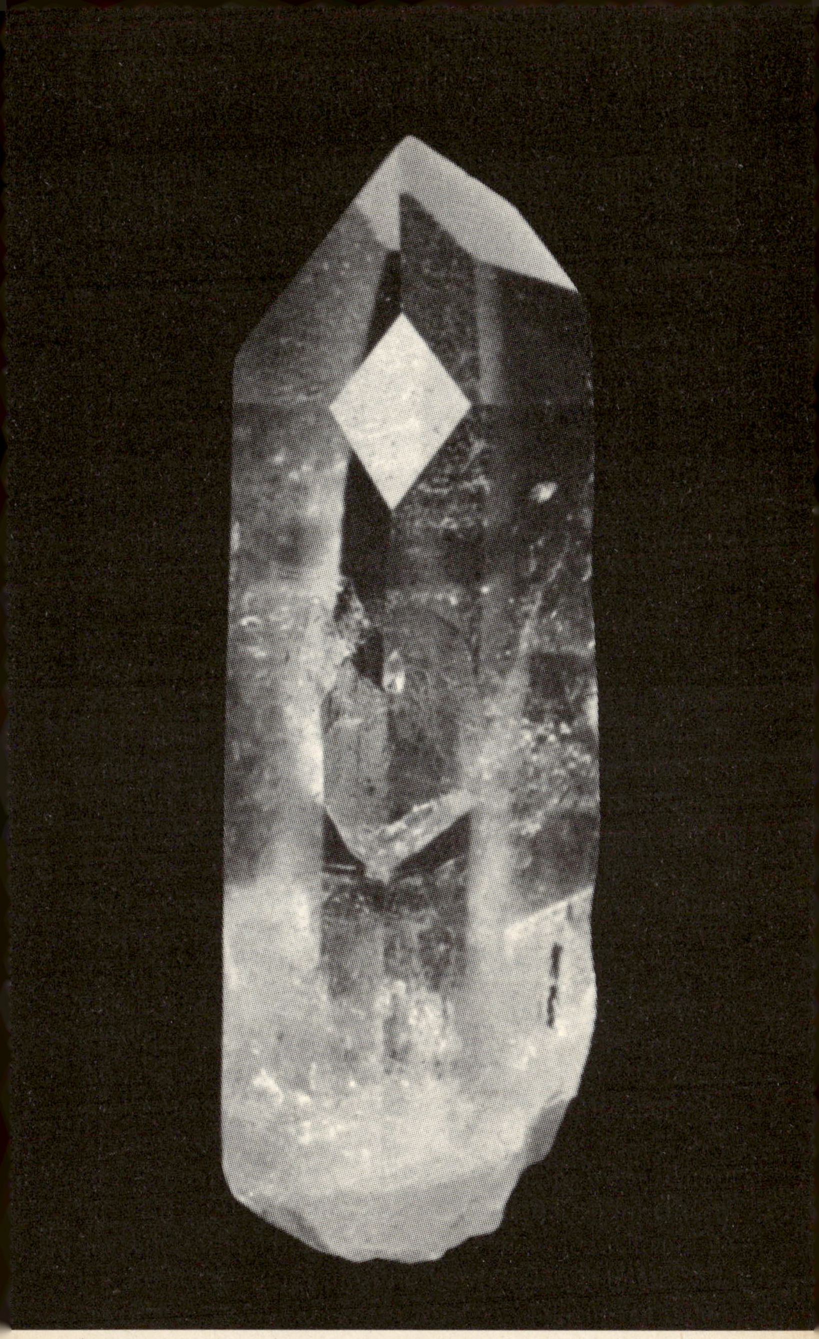

Fenster schaut, um zu sehen, was auf der anderen Seite ist, wird es beim Blick in das Fenster eines solchen Kristalls möglich, den inneren Zusammenhang der Dinge zu erkennen und die unsichtbare Wirklichkeit hinter den Ereignissen wahrzunehmen. Wenn man diese Kristalle bei der Arbeit mit anderen Menschen so benutzt, ist es sehr wichtig, sich innerlich ganz frei zu machen und zu konzentrieren, damit man, wie der Fenster-Kristall, ein ungetrübter Spiegel sein kann.

Fenster-Kristalle können auch dazu dienen, Vermißte ausfindig zu machen, indem man ein klares Bild der betreffenden Person in den Kristall projiziert und dann die aufsteigenden Bilder wahrnimmt. Diese Kristalle sind außerdem hilfreiche Werkzeuge für die Erfahrung von Sterben und Tod, wenn man bereit ist, über die Begrenzungen des physischen Leibes hinauszusehen und sich bewußt auf den Eintritt in die geistige Welt vorzubereiten. Durch die Arbeit mit Fenster-Kristallen in dieser Übergangszeit, in der man außerordentlich sensibel und empfänglich ist, kann man die Qualen physischer Schmerzen lindern, indem man sich geistig auf die Seele einstimmt und den inneren Blick auf den Bereich jenseits der materiellen Ebene richtet.

Kapitel 11

Die Elestial-Kristalle

Ein Geschenk der Engel

Die Elestial-Kristalle sind meist unter dem Namen Skelettquarz bekannt. Diese besonderen Quarzkristalle sind Geschenke für unseren Planeten, sie sollen die in unserer Zeit geschehende Reinigung, Heilung und Wiedererweckung vieler Menschen unterstützen. Sie bringen viel Kraft mit, vor allem die Kraft zur Überwindung menschlicher Störungen und Belastungen im emotionalen Bereich.
Die Elestial-Kristalle verkörpern einerseits die Substanz des Physischen, zugleich aber auch eine Einstimmung auf die Schwingungen des Engelreiches. Ihr Ursprung liegt vor Beginn der Zeit, sie sind aus himmlischen Bereichen entsprungen. Als himmlische Kräfte sich in der physischen Zeit und im physischen Raum materialisierten, verbanden sich die Elestial-Kristalle mit den vier Elementen und wurden auf der Erde geboren. Viele von ihnen sehen versengt aus, da sie das Element Feuer in sich tragen und oft Rauchfarbe annehmen. Sie sind das Reinste auf der physischen Ebene, das aus dem Leib der Mutter Erde hervorkommt, und da sie durch den Äther in die Atmosphäre gebracht wurden, verkörpern sie auch die Luft. Weil sie meist gesondert von anderen Quarzkristallen wachsen, kommen sie in Kristalladern in Quellen oder in der Nähe von Quellen vor; häufig findet man auch Wasserblasen in ihrem Inneren.

Da sie die Weisheit des vorphysischen Bereiches in sich tragen, werden die Elestial-Kristalle zu hilfreichen Tröstern für jene, die im Sterben liegen. Sie helfen dem Menschen, die Angst vor dem Verlassen des physischen Körpers aufzugeben und zur Identifikation mit der Unsterblichkeit der Seele zu gelangen. Da sie auch aus der Erde entstanden sind, helfen sie bei der Assimilation der vitalen Erdelemente, damit wir Nahrung und Kraft aus diesem Planeten ziehen können. Sie erwecken ein Gefühl des Gleichgewichts und Wohlbefindens, vor allem bei jenen, die nicht von dieser Welt stammen.

Charakteristika

Die Elestial-Kristalle sind anders als alle übrigen Quarz-Konfigurationen. Sie haben gleichmäßig verteilte, natürlich gewachsene Prismen und meist keine unterbrochenen oder unscharfen Kanten. Weil all diese natürlichen Facetten Licht ausstrahlen, ist ihr Glanz unnachahmlich. Vielgestaltiger als gewöhnlicher Quarz, können Elestial-Kristalle mehrere Spitzen haben, einendig sein oder eher kubisch und abgeplattet aussehen.
Das auffallendste Merkmal dieser Kristalle sind die Formen, die wie von einer Radiernadel gezogen scheinen. Als verkörperten sie in einer Skelettform die Gesamtheit des Urlebensstoffes, sind sie schichtweise von geometrischen Mustern und Gebilden überzogen, die in sich den Ausdruck der tiefsten Gesetze des Universums darstellen. Es ist, als seien die Symbole eines kosmischen Alphabets diesen Kristallen eingeschrieben und einge-

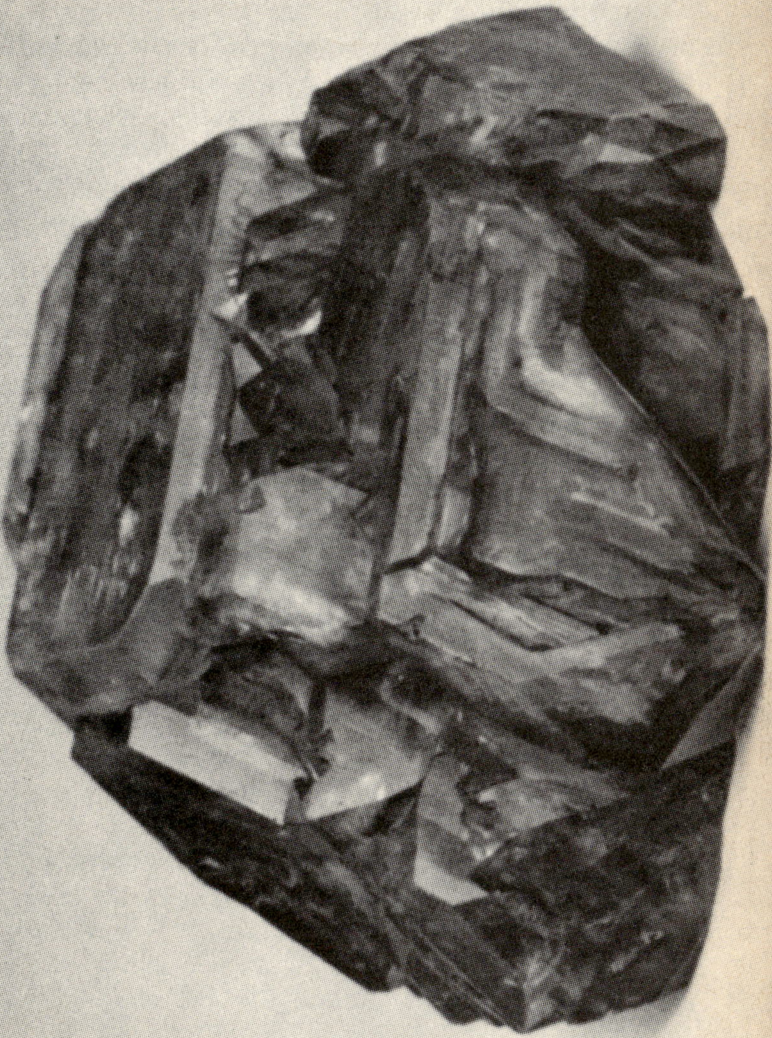

formt. Hält man sie in der rechten Hand und hat sich geistig gereinigt, eingestimmt und geöffnet, während man mit dem Zeigefinger der linken Hand über die Kanten fährt, kann man sich mit der Quelle des Wissens in Einklang bringen und die universelle Sprache deuten, die dem menschlichen Geist bisher unzugänglich war.

Die Sprache der Elestial-Kristalle birgt Mitteilungen höchsten Wissens. Sie verkörpern die höheren geistigen Kräfte der Menschheit; viele von ihnen ähneln in ihrer Gestalt dem Gehirngewebe. Die Verbindung des Materials und der Form bringt einen dazu, geistig nach innen zu sehen und das kosmische Bewußtsein zu erahnen, ja sich manchmal mit ihm eins zu fühlen. Schaut man in einen Elestial-Quarz hinein, kann man im Inneren immer mehr Schichten seiner geheimen Dimensionen entdecken. Wenn man sich in diese Kristalle vertieft und dann die Augen schließt, hat man eine Möglichkeit, tiefer in die eigene Seele hinabzusteigen; die innere Struktur des Kristalls kann für das Unbewußte gleichsam wie ein Tor zu diesen inneren Bereichen wirken.

Elestial-Kristalle stabilisieren die Gehirnwellenfrequenzen und neutralisieren unkonzentrierte, sprunghafte und verwirrte Gedankenformen. Dadurch wird das Scheitel-Chakra aktiviert, was zu einem erweiterten Bewußtseinszustand führt. Wenn man sich geistig so stabilisiert hat, daß man in einen neutralen Zustand geraten ist, können Frequenzen aus dem Engelreich aufgenommen werden.

Im Wesen dieser Kristalle liegt es, uns tief ins Innere zu führen und mit der innersten Wahrheit, der Quelle und dem Urgrund der Existenz zu verbinden. In diesem Prozeß müssen viele der alten Identifikationen abgeworfen und zu Grabe getragen werden. Die Elestial-Kristalle symbolisieren denjenigen, der sich geistig mit dem höheren Selbst in Einklang bringen kann und so unmittelbar mit der Quelle kosmischer Kraft verbunden ist. Ihre Gabe ist es, uns geistige Sicherheit und Wahrheit zu vermitteln. Diese Frequenzen sind manchen wohl fremd, andere können sich leichter mit ihnen identifizieren. Wenn jemand gewöhnt ist, sich selbst für physisch schön zu halten und sich mit diesem Selbstbild stark zu identifizieren, können ihm die Elestial-Kristalle zeigen, daß in einem größeren Zusammenhang die physische Erscheinung nur ein schwacher Abglanz dessen ist, was ihn wirklich ausmacht. Dieses Schattenbild des Selbst ist etwas, was man womöglich zunächst nicht leicht annehmen kann. Das Selbst geht weit über die physische Gestalt hinaus, vielleicht ist es auch schwer, sich an diesen Gedanken zu gewöhnen. Aber die Wahrheit der Dinge bleibt bestehen. Elestial-Kristalle werden uns immer auf den entscheidenden Punkt bringen, auf die Wahrheit, auf die Grundsubstanz des Selbst. Sie tauchen im Leben gewöhnlich zu dem Zeitpunkt auf, an dem die innere Verwurzelung im eigenen Wesensgrund beginnt. Wenn wir plötzlich einem solchen Kristall begegnen, sollten wir ihn wie einen Freund willkommen heißen, denn er ist wirklich ein Freund. Er wird uns helfen, Zugang zur innersten Quelle des eigenen engelhaften Wesensgrundes zu finden.

Der Reinigungsprozeß

Wenn man emotional angespannt oder belastet ist, dann fällt es sehr schwer, klar zu denken, sich rational zu verhalten oder die Eigenschaften des höheren Selbst zum Ausdruck zu bringen. Viele emotionale Gewohnheiten bilden sich schon in der frühen Jugend und können, wenn sie noch in das Verhalten und die Einstellung des Erwachsenen hineinwirken, so subtil sein, daß man glaubt, es sei immer die gegenwärtige Situation, auf die man reagiere. In Wirklichkeit handelt es sich oft um ein tief verwurzeltes emotionales Verhaltensmuster, das mit den verschiedensten Menschen und unter den unterschiedlichsten Umständen immer wieder die Oberhand gewinnt. Diese emotionalen Bindungen können mit der Hilfe eines Elestial-Kristalls aufgebrochen werden. In seiner tiefen Vielschichtigkeit und seinem feinen Formenreichtum ist er ein Werkzeug, das uns helfen kann, das Herz von emotionalen Belastungen zu befreien und die Energie in das Scheitel-Chakra zu lenken, damit kosmisches Licht in uns einfließen kann.

Mit diesen Kristallen muß man vorsichtig und sehr bewußt umgehen. Ihre Wirkung ist sehr stark, und man sollte über diese Wirkung sehr genau Bescheid wissen, bevor man sie zu Kristallbehandlungen und Heilzwekken bei anderen Menschen anwendet. Das Strukturelement dieser Kristalle bewirkt ein Abfallen all dessen, was nicht in Harmonie und Einklang mit der Frequenz des Scheitel-Chakras ist. Die Elestial-Kristalle wollen nebensächliche Gedanken und Gefühle neutralisieren, um das Bewußtsein in Einklang mit dem höchsten Energiezentrum im menschlichen Körper zu bringen. Dadurch haben sie eine ähnliche Wirkung wie der schwarze Obsidian, der Malachit oder der Azurit, da sie an die Oberfläche treten lassen, was der Bearbeitung und Reinigung bedarf, und das Bewußtsein für die Dinge schärfen, die einen davon abhalten, die Wahrheit wahrzunehmen. Sie tragen nicht notwendigerweise in sich selbst eine läuternde Kraft, aber wenn eine Reinigung geschehen muß, können sie in den Tiefen des Seins Klarheit schaffen. Nicht selten geschieht es, daß jemand, der intensiv mit Elestial-Kristallen gearbeitet hat, plötzlich Gedanken und Gefühle aus dem Unbewußten aufsteigen spürt, von denen er glaubte, sie seien schon längst verarbeitet und überwunden. Andererseits können diese Kristalle bei jemandem, der vollkommen klar und zentriert ist, das Scheitel-Chakra öffnen, eine Verbindung zu himmlischen Kräften schaffen und ihre Integration ermöglichen.

Bevor man mit dem Elestial zu arbeiten beginnt, sollte man sich unbedingt fragen: »Bin ich bereit, die Wahrheit zu sehen und zu erfahren?« Denn diese Kristalle verkörpern die offengelegte Wahrheit und werden alle äußeren Elemente der Persönlichkeit und des Ego entlarven. Wenn man richtig mit ihnen umgeht, können sie das Leben vollständig verändern: übersteigertes Selbstwertgefühl, übertriebene Sorge um sich selbst haben keinen Bestand mehr. Je größer der Kristall ist, desto mehr Licht wird er reflektieren, desto stärker ist er, und um so mehr Energie wird er haben, um alles Unechte zu zerschlagen. Die Energien, die von diesen Kristallen ausgehen, können zerstörerisch sein, wenn man nicht vollständig bereit ist, die Wahrheit anzunehmen.

Der Reinigungsprozeß, der durch die Elestial-Kristalle in Gang gesetzt wird, kann traumatisch sein, falls man nicht auf ihn vorbereitet ist, und so sollte man sie nur in vollem Bewußtsein zur Hand nehmen. Sind wir verwirrt oder emotional unausgeglichen, werden die Kristalle diese Gefühle noch verstärken. Das könnte eine sehr ernsthafte und radikale Wirkung haben, wenn man nicht bereit oder fähig ist, die unvermeidlichen Veränderungen, die in Gang gesetzt werden, anzunehmen und zu integrieren. Sie sollten bei einer Kristallbehandlung nur mit der Erlaubnis und dem vollen Bewußtsein des Klienten verwendet werden, da er für die Heilungskrise, die daraus entstehen kann, bereit sein muß. Ist er einverstanden, kann man sie auf der Mitte der Brust, auf das dritte Auge oder auf den Kopf auflegen, um das Herz-Chakra zu reinigen und die Energie im Scheitel-Chakra zu konzentrieren. Gut ist es, zusätzlich grünen Turmalin rund ums Herz und blauen Turmalin um das dritte Auge zu verwenden, nachdem die Elestial-Kristalle in der besprochenen Weise aufgelegt sind. Wenn der Reinigungsprozeß in Gang kommt und eine Erhellung der Gedanken und Gefühle stattfindet, wird Turmalin zur Assimilation der höheren Kräfte an den Körper verhelfen und das Nervensystem stärken, er wird den physischen Leib darauf vorbereiten, dem starken Einfließen spiritueller Kräfte gewachsen zu sein.

Ausgleich von Kopf und Herz

Wenn wir einen Elestial in der Hand halten, mit ihm meditieren oder ihn auf den Körper legen, wird er zunächst das wachrufen, was geklärt werden muß, und dann die rationalen Verstandeskräfte wecken. Durch das geistige Gleichgewicht, das dann erreicht wird, kann man die Illusionen durchschauen, die den Geist an die Welt der Sinne binden, und die Schleier der Verwirrung lüften. Dieser Zustand der Ruhe und Konzentration wird dadurch hervorgebracht, daß die Elestial-Kristalle die

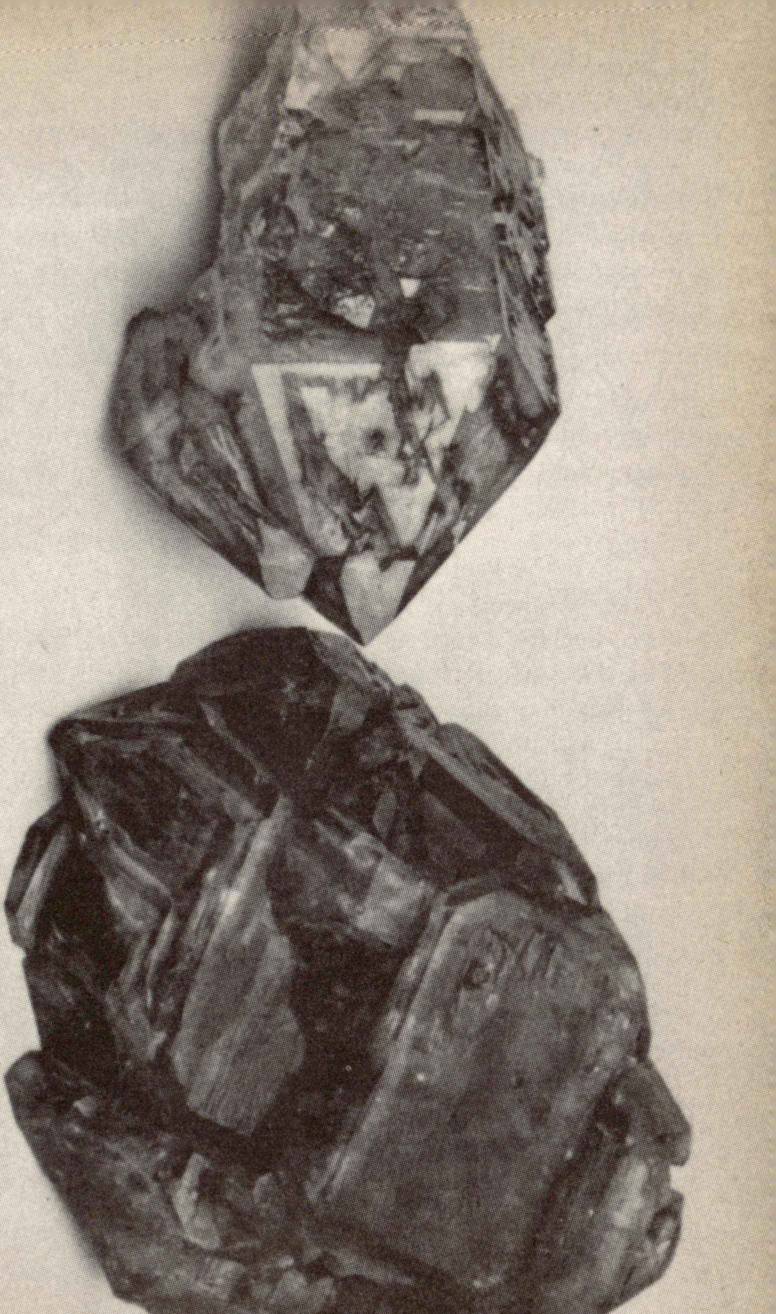

Verbindungswege im Gehirn frei machen und Energie in der Zirbeldrüse im Zentrum des Gehirns konzentrieren. Es ist dann, als würden alle nebensächlichen Gedanken und Gefühle oben im Kopf gesammelt und durchleuchtet. Wenn man dann geistigen und emotionalen Frieden in sich spürt, ist es möglich, ganz klar zu sehen, welche Gedanken und Gefühle gewöhnlich das eigene Leben aus dem Gleichgewicht bringen. Man ist dann gleichsam der losgelöste Betrachter und kann so seine inneren Kräfte stärken und eine bewußte Neuprogrammierung beginnen (siehe Kapitel 6, Abschnitt »Bewußtes Neuprogrammieren«).

Wenn man sich von seinen verdrängten Emotionen löst, um sie objektiv zu betrachten, wird einem klar, daß es oft das eigene Urteil über die realen Gefühle ist, das den Schaden anrichtet, und nicht das Gefühl selbst. Gefühle an sich sind die natürliche Reaktion des Herzens auf das Leben. Übersteigerte, eher unkontrollierte Emotionen greifen in uns Platz, wenn wir unsere wirklichen Gefühle in dem Augenblick, in dem wir sie wahrnehmen, nicht zum Ausdruck bringen. Sobald wir sie wirklich annehmen, zum Ausdruck bringen und befreiende, befreite Gefühle haben können – ob es nun Zorn, Freude oder Sorge ist –, dann sind es wirkliche Gefühle. Verdrängte Emotionen entstehen, indem diese spontane Reaktion auf das Leben zurückgehalten oder erstickt wird, weil wir sie verurteilen oder besorgt sind, was andere von uns denken könnten, falls wir unsere Gefühle auslebten. Diese Emotionen gehen mit innerer Unruhe oder Angespanntheit einher.

Da die Elestial-Kristalle aus Bereichen stammen, in die menschliche Emotionen nicht einzudringen vermögen, sind sie große Lehrer, die uns helfen können, das wahre

Wesen unserer Gefühle zu verstehen und ihren natürlichen Ausdruck in stabile Bahnen zu lenken. Dieser Kristall ist deshalb besonders wohltuend für Menschen, die ihre wahren Gedanken und Gefühle unterdrückt haben oder emotional übersensibel sind.
Wenn wir es lernen, unsere Gefühle in dem Augenblick sprechen zu lassen, in dem wir sie empfinden, und so zugleich von einer Last frei werden, können wir uns ein offenes Herz und einen klaren Geist bewahren. Besteht ein Gleichgewicht zwichen rationaler Betrachtungsweise und emotionaler Sensibilität, so können Herz und Verstand gute Freunde werden, und die engelhaften Eigenschaften der Seele drücken sich in beiden aus.

Die Anwendung der Elestial-Energien

Der Elestial ist eine seltene Art von Kristall, und er dient vielerlei Zwecken. Seine Tiefgründigkeit führt uns in die eigene Tiefe und läutert, was der Erkenntnis und der Erleuchtung im Wege steht. Wenn dann die Gedanken beruhigt und neutralisiert sind und eine klare, rationale Perspektive erlangt ist, öffnet sich das Scheitel-Chakra, und die Elestial-Kristalle führen uns in das innerste Lichtzentrum des eigenen wahren Wesens.
Es sind Kristalle mit sehr starker Wirkung, die Unterschiedliches herbeiführen können, je nach dem individuellen Bewußtseinsstand. Wenn jemand der Läuterung bedarf, werden sie ihn aller Egoismen entkleiden und persönliche Schwächen deutlich hervortreten lassen. Ist jemand innerlich klar und zentriert, werden sie ihm dabei helfen, das Scheitel-Chakra zu öffnen. Es liegt in der Verantwortung des Hüters solcher Kristalle, sich ih-

rer Kräfte voll bewußt zu sein und zu wissen, was durch sie in Gang gesetzt werden kann, bevor er sie zur Heilbehandlung einsetzt. Mein Rat wäre, die Elestial-Kristalle zur persönlichen Arbeit zu verwenden, ehe man sie bei anderen Menschen wirken läßt. Hat man sich einmal auf ihre Energien eingestimmt, sollte man einige Richtlinien befolgen, bevor man sie zu Kristallheilungen benutzt:

Man gehe in sich und stimme sich auf den Kristall und den Menschen ein, mit dem man arbeiten möchte, und erspüre, ob es richtig ist, den Elestial-Kristall zu benutzen.

Man frage den Menschen, mit dem man arbeitet, ob er willens ist, bewußt anzusehen, was durch den Elestial an die Oberfläche kommt, damit zu arbeiten und dafür die Verantwortung zu übernehmen.

Man frage den Menschen, mit dem man arbeiten möchte, ob er erlaubt, daß man die Kräfte der Elestial-Kristalle bei ihm wirksam werden läßt. Ist der Betreffende nicht einverstanden, sollte man sie nicht anwenden.

Man befolge die in Teil I dieses Buches gegebenen Empfehlungen, um mit allen aufsteigenden Gedanken, Gefühlen und Bildern zu Rande zu kommen.

Man sollte dem Klienten auf jeden Fall helfen, einen angemessenen Übungsplan auszuarbeiten, damit er die durch die Elestial-Kristalle hervorgerufenen Wirkungen verarbeiten und integrieren kann.

Ein Legemuster für die höheren Stufen der Arbeit, wo man rückhaltlos bereit ist für eine spirituelle Läuterung, kann folgendermaßen aussehen: Man lege einen Elestial-Kristall auf den Kopf, einen auf das dritte Auge und einen auf das Herz-Chakra. Vier grüne Turmaline werden um den Kristall auf dem Herzen gelegt und vier blaue Turmaline um das dritte Auge. Man lege ferner einen Malachit auf den Solarplexus, einen Azurit über den Elestial auf dem dritten Auge und einen großen, schwarzen Turmalin auf den Rist beider Füße. Lassen Sie Ihren Klienten lang und tief atmen und sich nicht mehr als fünfzehn Minuten auf die zentrale Linie konzentrieren, während er bewußt die Energie der Steine in sich einströmen läßt. Das Legemuster sollte nicht wiederholt werden, bevor man die Lektionen, die aus dem Heilprozeß hervorgehen, gründlich gelernt und integriert hat. Wenn die geistige Verfassung klar und offen ist, kann Elestial-Quarz auch in Verbindung mit einem Chrysokoll in Edelsteinqualität auf das dritte Auge gelegt werden, um starke visionäre Erfahrungen in Gang zu setzen. Diese dynamische Kombination von Energie kann einen augenblicklichen Blitz einer Unsterblichkeitserkenntnis bewirken, durch den kleinliche Ängste und Probleme in die richtige Perspektive gerückt werden und dem Betreffenden sein einzigartiger Anteil am großen Zusammenhang der Dinge klargemacht wird.

Der Elestial hat sich auch als sehr hilfreich bei der Therapie von Epilepsie und Schizophrenie erwiesen. Elestial-Quarz ist zudem einer der geeignetsten Kristalle zur Behandlung von Erschöpfungszuständen nach Drogenmißbrauch. Eine Auswirkung des Gebrauchs psychedelischer Drogen ist, daß die Bestandteile dieser Drogen chemische Reaktionen im Gehirn auslösen, die einen veränderten, erweiterten Bewußtseinszustand bewirken. Der Körper ist im allgemeinen nicht in der Lage, mit diesen hormonellen und chemischen Veränderungen fertig zu werden, deshalb wird das Nervensystem geschwächt, Gehirnzellen werden stark beeinträchtigt. Elestial-Quarz hat sich als sehr wirksam erwiesen bei der Revitalisierung des Gehirngewebes nach Drogenmißbrauch zur Wiederherstellung des Gleichgewichtes zwischen den Gehirndrüsen. Durch wiederholte Anwendung von Elestial-Quarz und grünem Turmalin ist es möglich, erschöpfte und überstimulierte Gehirnbereiche sowie das Nervensystem zu verjüngen und zu beleben. In solchen Fällen lege man je einen Elestial-Kristall an das Hinterhaupt und auf das dritte Auge, während man einen grünen Turmalin-Stab auf verschiedene Punkte des Kopfes richtet. Zusätzlich ist es sehr gut, schwarze Turmaline auf die Füße oder Lenden aufzulegen, um die Elestial-Energien in den physischen Körper zu leiten und zu erden.

Elestial-Kristalle können auch von zwei Menschen benutzt werden, die ihre gemeinsame Seelenverbindung erfahren wollen. Dazu sitzt man mit gekreuzten Beinen und aufrechter Wirbelsäule einander gegenüber, wobei einer der beiden den Kristall in der Innenseite der linken Hand hält. Der Partner legt seine linke Handfläche über den Kristall, beide schließen die Augen und öffnen sich geistig. Die Bilder, die dann vor ihnen aufsteigen, werden nicht nur aus den vergangenen oder zukünftigen Leben stammen, die sie gemeinsam gelebt haben, sondern auch über die tiefe Verbindung sprechen, die sie seit Urzeiten miteinander haben.

Die Elestial-Kristalle sind große Lehrer und Diener für unsere Erde. Sie sind Herz, sie sind Geist, sie sind Seele. Sie sind starke Lichtquellen. Wenn man sie richtig anwendet, können sie uns himmlische Sphären eröffnen und uns helfen, engelhafte Züge in unser Wesen zu integrieren.

Kapitel 12

Laser-Stäbe

Die Wiedergeburt der Laser-Stäbe

Laser-Stäbe sind unglaublich dynamische und starke Kristalle. Sie wurden seit Urzeiten in der Erde verborgen gehalten, seit der Zeit, als sie in den Heiltempeln des versunkenen Erdteils Lemuria ihre Aufgaben erfüllten. Von den Urvätern der lemurischen Rasse wurden sie vor dem Untergang jenes großen Reiches verborgen und ruhten in der Erde bis in die jüngste Zeit. Die Laser-Stäbe warteten in den heiligen Kammern unterirdischer Tempel und werden erst jetzt wiederentdeckt, meist in Minen auf dem südamerikanischen Kontinent. Erdgeister hielten diese Kristalle unter Bewachung und beschützten sie, um sie erst jetzt wieder auf die Erde zu lassen, damit sie bei den neuen Heilmethoden unserer Zeit Verwendung finden können. In diesen Kristallen liegt das Geheimnis der Kraft des Laserstrahls. Wir Menschen sind erst jetzt allmählich bereit, bewußt einen kleinen Teil ihres Potentials zu nutzen. In den falschen Händen könnten diese machtvollen Gebilde viel Schaden anrichten. In den richtigen jedoch sind sie außerordentlich wirkungsmächtige Heilwerkzeuge und wohltätige Lehrer.

Laser-Stäbe tragen in sich das Wissen nicht nur der alten Urzivilisationen, sondern auch der Sternenwelten, aus denen sie stammen. Diese Kristalle haben eine tiefe und enge Beziehung mit dem Weltraum wie mit den Tiefen des Erdinneren. Wenn Menschen mit ihnen auf der Erdoberfläche arbeiten, dienen sie dazu, eine Brücke zwischen den Welten zu schlagen. Laser-Kristalle treten auch oft in Tafelform auf und verkörpern so die Integration, den Ausgleich und die Verbindung von Dimensionen, Polaritäten oder Frequenzen. Wenn Laser-Stäbe zur persönlichen Meditation benutzt werden, ist es möglich, eine bestehende Kluft in der Verbindung zum Selbst zu überbrücken, ebenso aber auch in eine sensiblere Kommunikation mit dem Kristallreich zu treten.

Wie erkennt man Laser-Stäbe?

Laser-Stäbe sehen alt und eher »ungehobelt« aus. Sie sind nicht notwendigerweise sehr anziehende, schöne Kristalle. Manche von ihnen könnte man eher als schlicht, ja reizlos betrachten. Das gehört zu ihrer Verkleidung. Laser-Stäbe entsprechen einfach nicht dem Bild dessen, was man sich gemeinhin unter einem

---

Muster zum Auflegen von Kristallen

Rund um das Nabel-Chakra. Auf dem Nabel liegt ein geschliffener Citrin in Edelsteinqualität, der durch zwei ungeschliffene Citrin-Generatoren zu beiden Seiten mit Energie aufgeladen wird. Ungeschliffene, goldene Topase zeigen auf den Citrin in der Mitte – ebenso wie vier kleine Rutil-Quarz-Ovale in seinen Ecken –, welche die energetische Aufladung des Nabel-Chakras noch verstärken. Zwei klare Quarzgeneratoren aktivieren den oberen Topas. Mit zwei Bernsteinen neben dem unteren Topas und einem Tigerauge an der Basis dieser Kombination werden die höheren Frequenzen des goldenen Strahles in den Körper geleitet und geerdet.

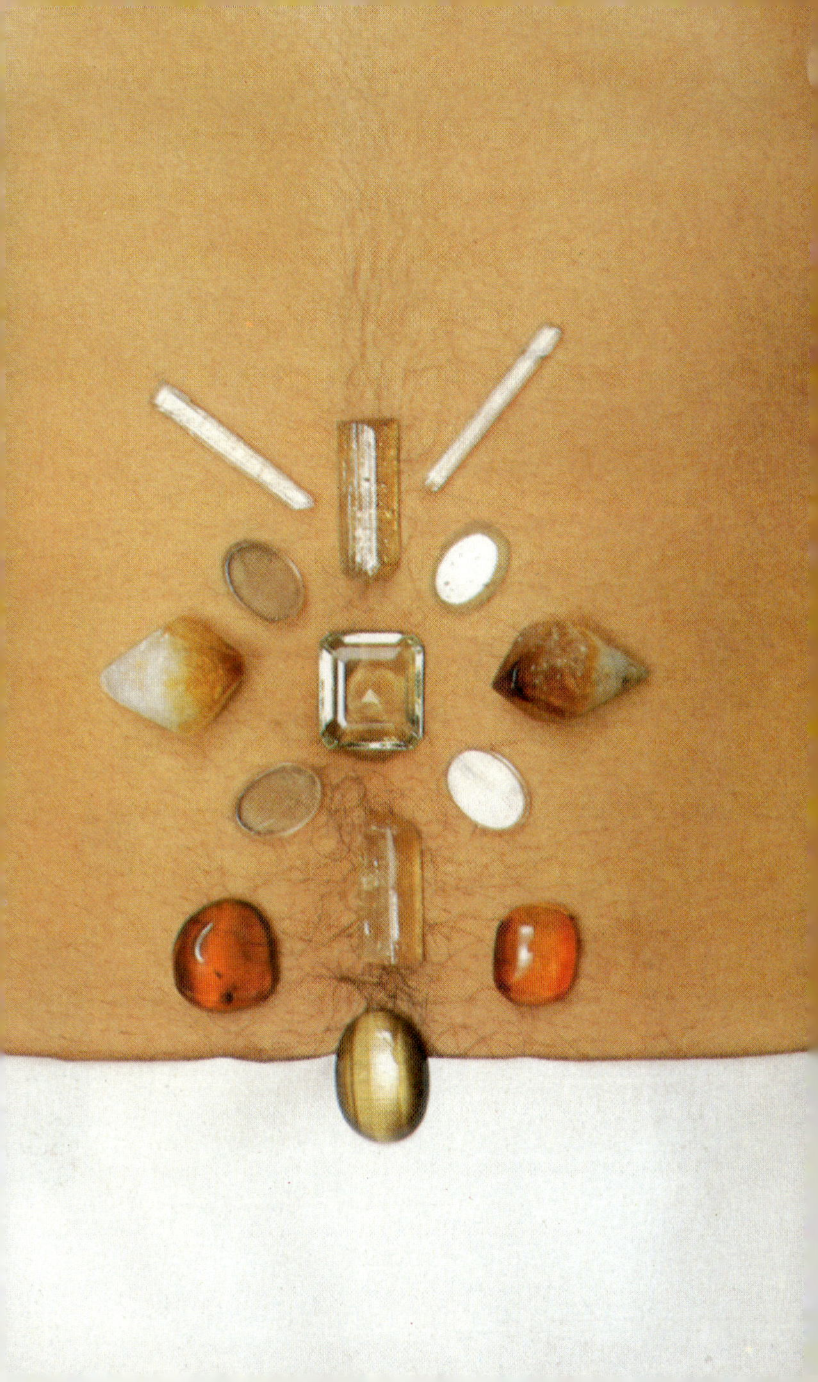

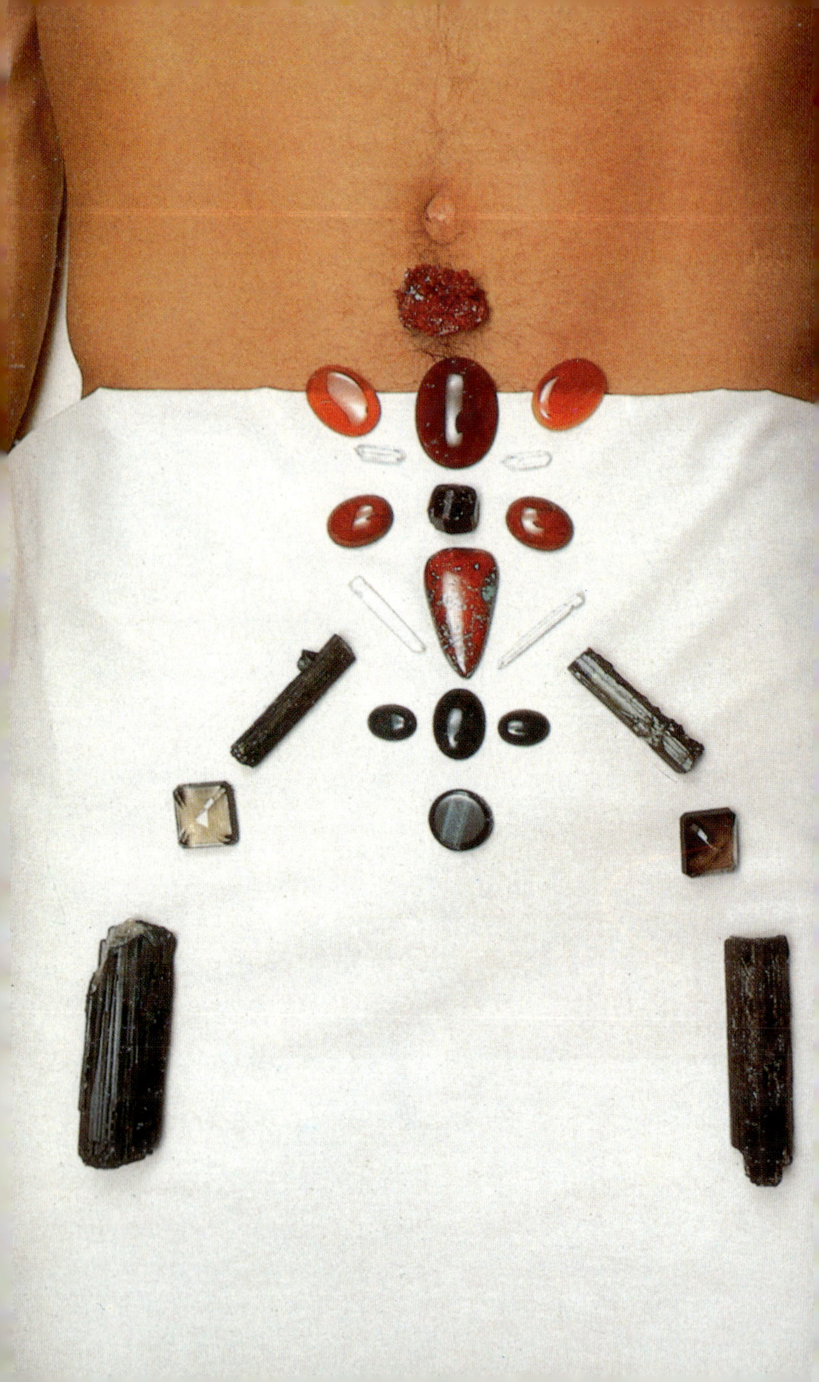

»schönen« Kristall vorstellt. Diese Stäbe muß man in ihrer Kraft erkennen. Wenn jemand nur nach oberflächlicher Vollkommenheit sucht, wird er sich von solch einem Kristall nicht angezogen fühlen. Doch wer erkannt hat, was äußere Erscheinung in Wahrheit ist, und die Vision des dritten Auges entwickelt hat, wird diese Kristalle als Träger des reinen Lichts wahrnehmen.

Laser-Stäbe sind lange, schlanke Kristalle mit schmalen Facetten, die in einer Spitze auslaufen. Ihre lange und schmale fingerartige Form erweitert sich gegen die Basis hin etwas. Diese konische »Pinienzapfenform« macht sie

---

Muster zum Auflegen von Kristallen

Die energetisierenden und erdenden Steine. Den Punkt unter dem Nabel beherrscht eine Knolle aus echtem rotem Realgar; unmittelbar darunter soll ein roter Karneol-Cabochon die schöpferische Energie des Sexual-Chakras stimulieren. Zu seinen beiden Seiten liegen kleinere, mehr orangefarbene Karneole. Kleine zweiendige Quarzkristalle akzentuieren die Wirkung dieser Steine. Unter dem Karneol in der Mitte ist ein natürlicher Granat-Kristall placiert, zu seinen beiden Seiten rote Jaspise, sie sollen die schöpferischen Energien erden. Die roten Steine werden durch einen Realgar-Cabochon abgerundet, der von zwei klaren Quarzgeneratoren zu seinen beiden Seiten aufgeladen wird. Die rotgefleckten Heliotrope (in der Mitte ein größerer Stein, flankiert von zwei kleineren) fangen die roten Energien am ersten Chakra auf. Das Falkenauge darunter soll die heilende Energie unmittelbar in den Körper leiten und erden. Um das Wurzel-Chakra zu aktivieren, liegen auf den Lendenpunkten zwei geschliffene Rauchquarze. Über und unter den geschliffenen Steinen wurden dunkelgrüne Turmalin-Stäbe ausgelegt, um die Energie in den Körper zu leiten und das physische System zu stärken.

als Stäbe erkennbar, durch die man Energie leiten und auf ein Ziel lenken kann.
Laser-Stäbe haben oft Ätzfiguren, die bei anderen Kristallen nicht vorkommen. Die »Schriftzeichen« auf diesen Kristallen ähneln Hieroglyphen, die einen verlocken, diese ins Auge fallenden Symbole zu dechiffrieren. Die Kristalle, die einst in den Heiltempeln Lemurias angewendet wurden, sammelten ihre eigenen Erfahrungen in dem Maß, wie sie etwas über den Zustand der Menschen und die Möglichkeiten erfuhren, sie zu heilen. Deshalb sind sie um so stärker und wirkungsvoller, je mehr mit ihnen geheilt wurde; somit wuchs auch ihr Wissen und wir können entsprechend mehr Einkerbungen sowie Zeichen auf ihnen finden. Durch persönliche Meditation mit solchen Laser-Stäben und Einstimmung auf sie kann man möglicherweise sogar in die hohen Heilkünste der lemurischen Epoche eingeweiht werden.
Die unterbrochenen Kanten und unregelmäßigen Facetten sind die Erkennungsmerkmale der Laser-Stäbe. Einzigartig ist, daß diese unregelmäßigen Kanten dennoch eine unmittelbare und ungebrochene Energiefrequenz weiterleiten. Das ist symbolisch für die Illusion der unvollkommenen Form, eine der wichtigsten Lektionen, die diese Kristalle uns lehren. Wenn uns ihre Form auch unvollkommen erscheint – sie sind rein in ihrem Wesen, in ihrer Energie und dem, was sie bewirken.
Die Kanten der Laser-Kristalle sind nahezu gerade und krümmen sich erst zur Spitze hin. Dies ermöglicht es, daß die Energie in unglaublicher Geschwindigkeit durch den Kristallkörper geleitet werden kann: wie Wasser, das einen Bergbach hinabschießt. Da diese Energie jedoch in die winzige Spitze geleitet und dort ganz plötzlich konzentriert wird, kann sie mit der Intensität eines Laser-

strahles ausgesandt werden. Dieser doppelte energetische Strom macht die Laser-Stäbe für Zwecke geeignet, die andere Kristalle nicht erfüllen können.
Bevor diese Laser-Kristalle auf die Erde gebracht wurden, waren ihre Flächen und Kanten vollkommen gerade. Als sie ihre Frequenz jedoch senkten, um sich auf der physischen Ebene manifestieren zu können, verformten die dichteren Schwingungen der materiellen Welt sie, da die Kristalle sich auf die Magnetspannung der Erdpole einstellen mußten. Durch diesen Vorgang wurde das durch die Kristalle geleitete Licht so intensiv, daß sich ihre Form veränderte. So können durch diese Kristalle höhere Lichtfrequenzen übertragen werden, die ihnen im Wesen ähneln, obwohl sie sich an die scheinbar unvollkommenen Gesetze der physischen Welt angepaßt haben.

Umgang mit der Laser-Energie

Der Laserstrahl aus außerordentlich intensivem Licht, der durch diese Kristallstäbe geleitet wird, kann dazu benutzt werden, Menschen oder Orte mit energetischen Kraftfeldern oder Schutzhüllen zu umgeben. Wenn man den Laser-Stab in der rechten Hand hält und eine gerade Energielinie durch den Kristall projiziert, wird es möglich, ein Kraftfeld zu umreißen, das praktisch undurchdringbar ist. Dazu muß man um das betreffende Objekt eine rechteckige oder quadratische Form zeichnen. Mit anderen Worten: Wenn man um sein Haus oder Fahrzeug ein schützendes Energiefeld schaffen will, weil man es unbewacht hinterlassen muß, hält man die Spitze des Kristalls nicht auf das Objekt, sondern in die entgegengesetzte Richtung, geht im Quadrat darum herum und lenkt einen Energiestrom durch den Kristall. Wenn man andere Erwachsene, Kinder oder Patienten, die eine Kristallbehandlung bekommen, mit Schutz und Licht umgeben möchte, geht man ähnlich vor; man lenkt in Gedanken einen Laserstrahl durch den Stab, während man um den Menschen herumgeht und die rechten Winkel festlegt, die ihre Aura gegen negative Einflüsse schützen soll. Diese Kristalle sollten nicht direkt auf Menschen gerichtet werden, da sie die Aura durchschneiden können. Deshalb muß die Spitze des Kristalls immer nach außen, weg von dem Betreffenden, gehalten werden, während man die schützende Linie zieht oder abgeht. Das bedeutet, man steht selbst innerhalb der Aura des Betreffenden, wendet ihm den Rücken zu und richtet die Energie nach außen.

Laserstrahlen können auch große Dienste leisten, wenn es darum geht, unbemerkt zu bleiben. Der Energiestrahl, der durch diese Kristalle gelenkt werden kann, hat die Fähigkeit, in Verbindung mit dem Licht einer bewußten menschlichen Projektion, blendende Helle zu erzeugen. Wenn man sich mit ihm hingebungsvoll beschäftigt und in der Übung weit fortgeschritten ist, kann dieser Kristall ein Kraftfeld schaffen, das einen umgibt und wie eine Barriere zwischen dem eigenen Körper, der eigenen Aura und der äußeren Welt wirkt. Die Kunst, sich »unsichtbar« zu machen, besteht darin, die Aufmerksamkeit von sich abzulenken. Man projiziert einen starken Lichtwall rings um sich, durch den andere Menschen nicht »hindurchsehen« können. Indem man das Kraftfeld so lange verstärkt, bis es mit der Frequenz der existieren-

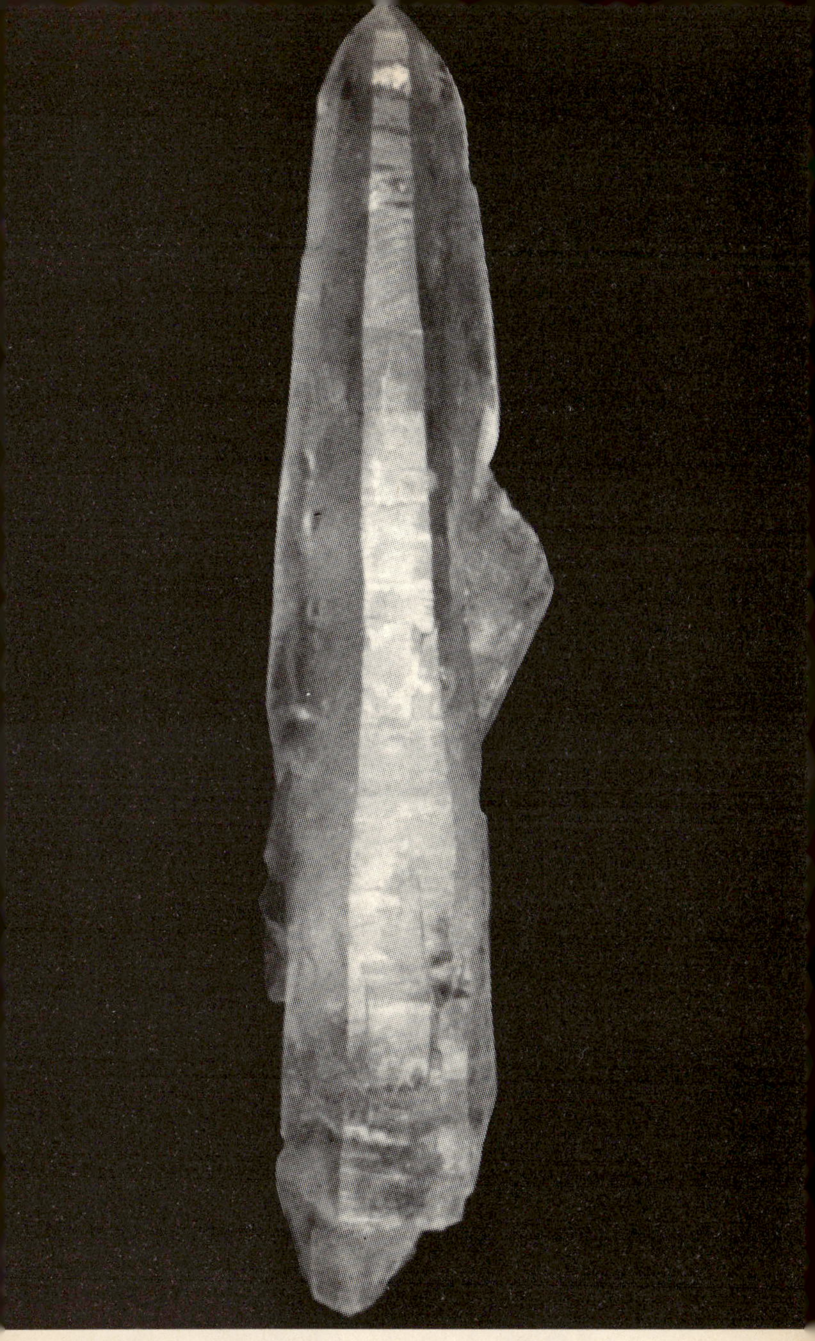

den Lichtstrahlen verschmilzt, geht man gleichsam in der Umgebung unter und wird nicht mehr bemerkt.

Die Heilung der Aura

In der fortgeschrittenen Kristallheilpraxis können Laser-Stäbe dazu benutzt werden, solch hohe Künste anzuwenden wie psychische und emotionale Herz-»Chirurgie«. Solche Aura-Operationen sollten nur unternommen werden, wenn der Klient sich vollkommen klar darüber ist, was mit ihm geschehen soll, und wenn er die Einstellungen, Gefühle oder Bindungen, von denen ihn der Lasterstab befreien will, schon genau erkannt und mit ihnen gearbeitet hat. Ist jemand nicht wirklich bereit und willens, die alten Gedankenmuster, Begriffe und einschränkenden emotionalen Bindungen loszulassen und sich mit einem positiveren Selbstbild zu identifizieren, werden diese Muster immer wiederkehren, damit der Betreffende von ihnen lernen kann. Die Heilung, die Laser-Kristalle bewirken können, kann nur dann in Gang gesetzt werden, wenn man wirklich bereit ist, allen irdischen Schein fallenzulassen und sich auf eine vertiefte Selbsterkenntnis einzustimmen. Im allgemeinen werden einige Kristallbehandlungen und ein mit Hingabe erfüllter Übungsplan jeder Arbeit vorausgehen, die man mit Laser-Stäben vorhat.
Der lasergleiche Energiestrahl, der durch diese Kristalle projiziert wird, ähnelt dem Energiestrahl, den die philippinischen Geistheiler durch ihre Fingerspitzen lenken, um in einen kranken Körper eindringen zu können. Wenn man Laser-Stäbe anwendet, kann die Intensität des Lichtes, die man als Heiler dadurch schafft, daß man sein

eigenes Licht bewußt durch die Kristalle projiziert, sogar durch Stahl dringen. Was jedoch durchdrungen und entfernt werden soll, sind alte Denkweisen, Überzeugungen und Gefühle, die für die seelische Entwicklung des einzelnen nicht mehr notwendig sind.
Diese Art von Kristallbehandlung nimmt man meistens an der Brust und am Solarplexus-Bereich vor, wo das Unkraut der Emotionen das Herz überwuchert, oder um das dritte Auge oder die Verbindungsstelle zwischen Hinterkopf und Nacken, in denen sich alte Programmierungen und Denkmuster festgesetzt haben.
Bevor man einen Laser-Stab in der Aura-Chirurgie anwendet, sollte man einen Malachit auf den Solarplexus und einen Azurit auf das dritte Auge legen. Diese Steine heben die geistigen (Azurit) und emotionalen (Malachit) Muster und die Erinnerungen, die sie hervorgebracht haben, ins Bewußtsein. Diese sollte man, den in Teil I gegebenen Empfehlungen folgend, dann auf der seelischen Ebene verarbeiten. Wenn man zu einem Verständnis dafür gelangt, worin die Ursachen und der Sinn solcher Erfahrungen liegen, wenn man die daraus entstehende Weiterentwicklung erkannt und die damit verbundenen Lektionen gelernt hat, ist es möglich, mit Hilfe von Laser-Stäben diese Muster aus der Aura »herauszuschneiden«.
Die Laser-Kristalle wirken in der Hand dessen, der sie benutzt, wie Skalpelle. Es bringt eine sehr hohe Verantwortung mit sich, sie anzuwenden. Man muß, bevor man sie zur Hand nimmt und während man sie benutzt, sehr klar geführt sein und über viel Übung verfügen. Man darf sie bei anderen Menschen nicht anwenden ohne ihre Erlaubnis und ohne Verständnis dafür, was vor sich geht und welche Wirkungen eintreten werden.

Die Laser-Stäbe werden gehalten, indem man Daumen und Mittelfinger an die Seiten des Kristalls legt und den Zeigefinger an die Spitze. Der Ringfinger und der kleine Finger können den Kristall von unten stützen oder von ihm weggehalten werden. Der Zeigefinger steht in Verbindung mit dem Planeten Jupiter, von dem Weisheit ausgeht. Wenn man das einem innewohnende Wissen durch den Laser-Stab leitet, sollte man seine Hand von dem Kristall führen lassen, um alle Verstrickungen zu durchschneiden, welche die Seele schmerzhaft an die Erde binden. Die Bewegung des Kristalls während des Schneidens geht meist in Rechtecken vor sich; wieder führt man ihn in einem Rechteck oder Quadrat rund um den Bereich, an dem man arbeiten möchte. Es ist wichtig, daß der Behandelte ganz bewußt Licht in diesen Bereich hineinatmet und sich konzentriert, während man das, was die Aura verdunkelt und belastet, wegschneidet und ausräumt. Die bereitwillige Teilnahme des Klienten erleichtert vollständiges Entfernen der alten Frequenzen und den Heilprozeß, der dieser »Operation« folgt.

Rosenquarz und grüner Aventurin für das Herz, geschliffener Quarzkristall und Amethyst für den Kopf sind die wichtigsten Steine, die nach der Anwendung von Laser-Stäben aufgelegt werden sollten. Diese Steine lassen heilende Energie in die betroffenen Bereiche strömen, damit keine Traumata oder Bewußtseinsstörungen die Folge sein können. Nach einer solchen Behandlung ist es sehr wichtig, dem Patienten besonders viel Heilenergie zukommen zu lassen. Es ist ja so, als hätte man wirklich einen chirurgischen Eingriff gemacht, und grüner Aven-

Laser-Stab

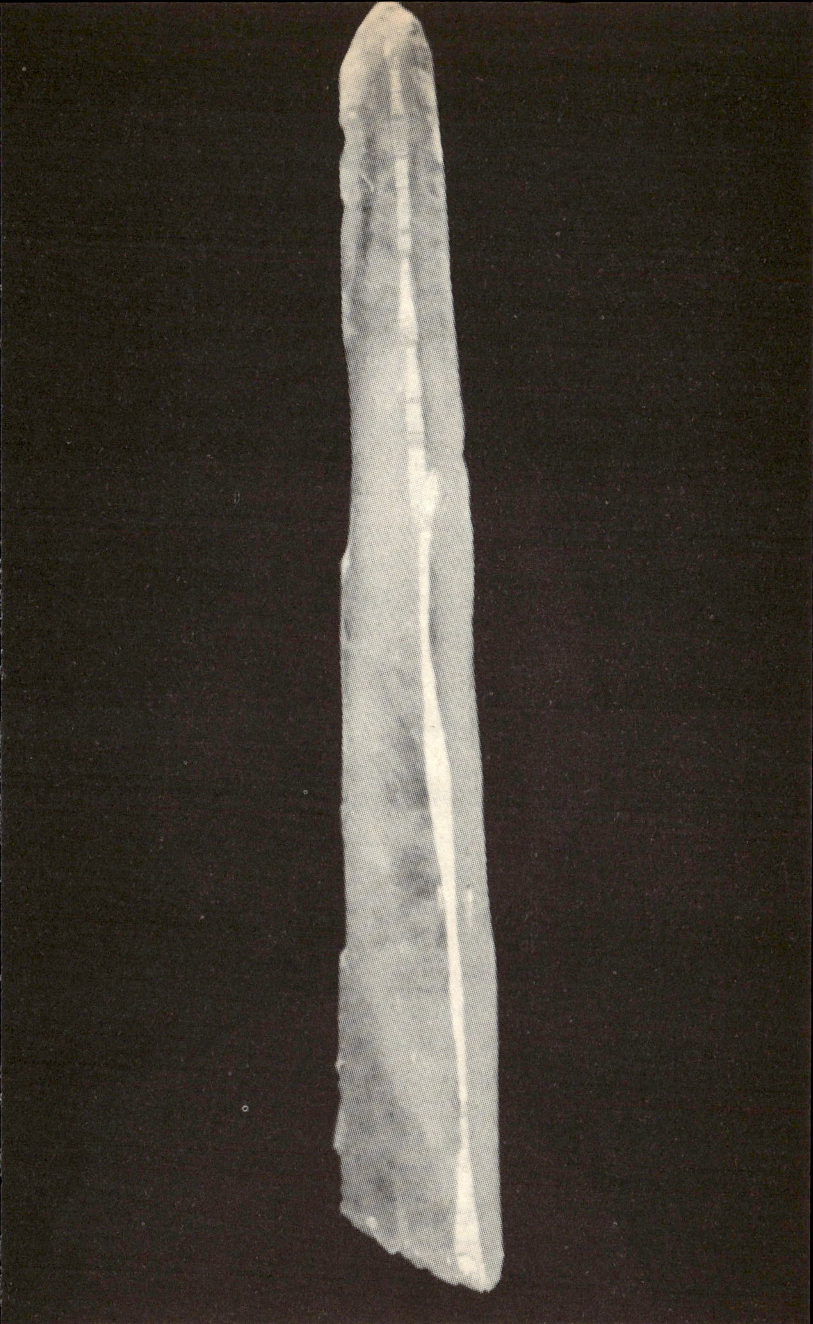

turin, Rosenquarz, Amethyst und ein geschliffener Quarzkristall nähen gleichsam die Wunde wieder zusammen. Der Behandelte sollte in den darauffolgenden Tagen mit diesen Steinen sein persönliches Übungsprogramm fortführen.
Laser-Stäbe können auch bei der Heilung von Beziehungen helfen, indem sie das emotionale Band von Eifersucht, Unsicherheit, Ärger, Sorge oder Schuldgefühl durchschneiden. Sie unterstützen uns ebenso, wenn wir Bindungen an Menschen oder Dinge lösen möchten. In diesem Fall muß man herausfinden, von welchem Chakra die Verbundenheit ausgeht. Dann führt man den Laser-Stab in drei geraden Linien (eine über der anderen) über diesen Bereich, während der Klient tief atmet und sich beim Ausatmen aufs Loslassen und Freiwerden von seinen Verknüpfungen konzentriert. Wenn solche Bindungen abgeschnitten werden, muß erst eine neue Identität, die auf Liebe zu sich selbst und persönlicher Sicherheit basiert, aufgebaut werden. Dieser Verantwortung muß sich der Heiler bewußt sein, wenn er solche Kristalle in der Behandlung anwendet. Die dazu am besten geeigneten Steine sind die Herz-Chakra-Dreiheit Rosenquarz, Kunzit und rosa Turmalin ebenso wie der grüne Aventurin.
Nach der Behandlung sollte der Klient gut geerdet werden, bevor er sich wieder ins alltägliche Leben begibt. Meist sind die Menschen nach einer Laser-Stab-Behandlung hypersensibel und fühlen sich etwas verletzlich, deshalb wäre es das beste, sie könnten den Rest des Tages freinehmen, um sich der Heilung, der Verarbeitung und Integrierung zu widmen. Während dieser Zeit sollte man sich besonders schonen, um einen wirklichen Heilprozeß zu ermöglichen und zu Wohlbefinden zu gelangen.

Mehr als bei allen anderen Kristallen bedarf es bei Laser-Stäben des Respekts, der Einstimmung und Führung, ehe man sie zu Kristallbehandlungen verwendet. Die Verantwortung ist dabei groß. Wenn wir von diesen hochspezialisierten Werkzeugen lernen, wird es möglich sein, die Manifestation von mancherlei physischen Krankheiten im Körper zu verhindern, indem wir ihre geistigen und emotionalen Entsprechungen rechtzeitig erkennen und mit Hilfe dieser Werkzeuge entfernen.

Kapitel 13

Die Erdenhüter

Das Auftreten der Riesenquarzkristalle

Die »Erdenhüter« sind Kristalle von beträchtlicher Größe, die erst seit kurzer Zeit auf unserem Planeten gefunden werden. Diese majestätischen Lichtträger wurden von kenntnisreichen Bergarbeitern an die Oberfläche gebracht; sie sind etwa eineinhalb bis über zwei Meter hoch und wiegen zwischen sechs- und achttausend Pfund. Die massiven Kristalle werden in Minen zehn bis zwanzig Meter unter der Erde gefunden und sind selbst bei größter Hitze eiskalt, wenn man sie berührt. Ich hatte die Freude, mehrere dieser Kristalle zu sehen, als sie in den Vereinigten Staaten ankamen, und hoffe, noch viel Zeit in ihrer Nähe verbringen zu können. Bis heute sind erst wenige Riesenquarzkristalle zutage gefördert worden. Man munkelt aber, es solle noch mehr von ihnen geben.

Diese Kristalle sind wie uralte Baumriesen. Ihre ungewöhnliche Ausstrahlung wirkt außerordentlich anziehend. Sie haben lange Zeit im Inneren der Erde geruht und unglaublich viel Lebenserfahrung gesammelt. Die Riesenquarzkristalle sind handfeste Beweise für Leben, Wachstum, Evolution und Vollkommenheit, die man nicht übersehen kann. Ihre Präsenz heischt Respekt und ihre Aufgabe ist es, uns über uns selbst hinauszuführen.

Es gibt eine besondere Geschichte der Erdenhüter-Kristalle, eine Geschichte voller Hoffnung und Inspiration. Lehnen Sie sich zurück, seien Sie entspannt; ich will sie erzählen.

Vor langer, langer Zeit, als die Welt noch im Kindesalter und das Universum jünger war, wurde unsere Erde von hochentwickelten Wesen besucht, die aus dem Zentrum der Galaxis stammten und in dem überreichen Licht lebten, das von der großen Sonne in ihrer Mitte ausging. Da ihnen mehr Licht zuteil wurde und sie der Quelle der reinen Energie näher waren, entwickelten sie sich sehr schnell und machten sich auf den Weg zu den äußeren Sternensystemen, um Wissen zu sammeln und Abenteuer zu erleben. Als sie die junge Erde erblickten und die blauen Wasser, den Pflanzenreichtum und den fruchtbaren Boden sahen, nannten sie diese Terra, die Trägerin des Lebens.

Sie beobachteten die natürlichen physikalischen Gesetze, die auf dem Planeten Terra herrschten, und erkannten, daß die Erde reif zur Empfängnis war. Diese Wesen, die wir als die Urahnen bezeichnen wollen, arbeiteten hingebungsvoll mit den Elementarkräften zusammen, um den Planeten auf die Geburt bewußter Lebensformen vorzubereiten. Sie benutzten das natürliche Erdelement Siliciumdioxid, ließen ihre Lichtkraft in dieses Element einströmen und schufen so die riesigen Quarzkristalle, die wir heute kennen. Indem die Erdenhüter ihnen den Weg bereiteten, wurde das elektromagnetische Feld der Erde darauf vorbereitet, daß sie sich auf der physischen Ebene inkarnieren konnten. Als die Elemente darauf eingestellt waren, nahmen die Urahnen

menschliche Gestalt an und begaben sich in die Welt der Sinne. Viele von ihnen kamen auf die Erde und bildeten die Urzivilisationen von Mu, Lemuria und Atlantis, denn sie waren die Alten, auf die sich alle Mythen, Legenden und Religionen der Menschheit berufen. Sie standen auf der Schwelle einer neuen Zeit und waren die Meister, sie setzten die Evolution des Universums in Gang.
Zu dieser Zeit entwickelte sich auf der Erde auch der Neandertaler-Mensch, eine animalische Lebensform, die aus dem Leib von Terra entsprungen war. Die gleichzeitige Existenz einer Tierrasse und einer Rasse hochentwickelter Wesen auf der Erde kennzeichnete den Beginn eines neuen kosmischen Zyklus für den Planeten Terra, durch den er seiner höchsten Bestimmung zugeführt werden konnte.
Die hochentwickelten Urzivilisationen benutzten die Riesenquarzkristalle zu ihren täglichen Verrichtungen und badeten sich in ihrer Ausstrahlung. Die Erdenhüter dienten ihnen dazu, ihr Bewußtsein auf die höheren Frequenzen ihres Ursprungsplaneten eingestimmt sein zu lassen, und alle, die in ihre Aura traten, wurden von Kraft erfüllt. Die Kristalle wurden zu machtvollen Werkzeugen, durch die kosmische Kraft kanalisiert werden konnte. Die Kraft diente dann dazu, den Menschen Nahrung, Wasser, Schmuck und heilige Gewänder zu schenken, die von ihnen getragen wurden. In bestimmten Fällen wurden diese Kristalle auch als Rechtssprecher verwendet. Zwölf Menschen standen dann im Kreis um sie, die Handflächen ineinandergelegt und, wenn acht von den zwölfen die gleiche Antwort eingegeben wurde, sah man sie als die Wahrheit an.

Erdenhüter

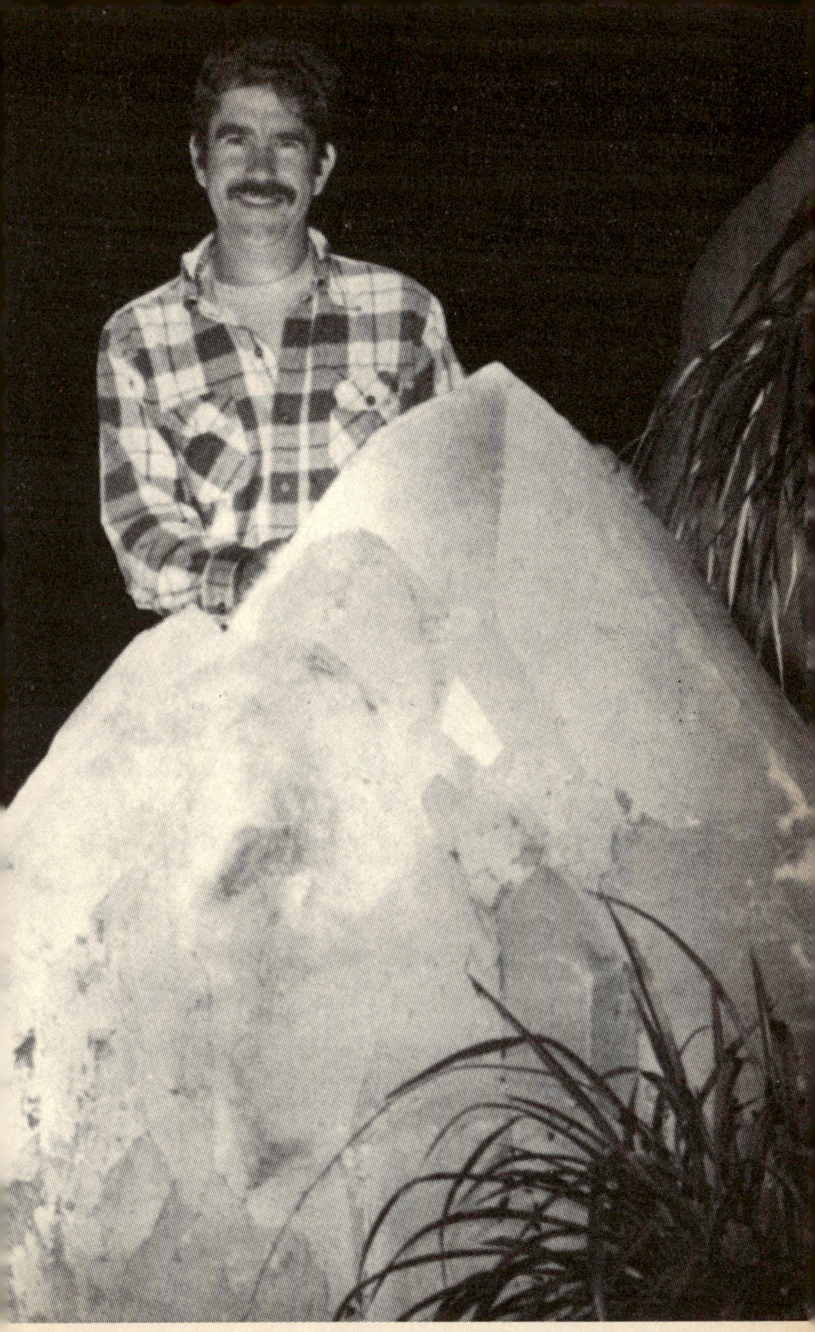

Zum göttlichen Plan für die Weiterentwicklung der ursprünglichen Erdbewohner wurde beschlossen, daß einige der Urahnen in den Evolutionszyklus der Primaten eintreten sollten, um sie allmählich auf einen Bewußtseinsstand zu heben, in dem sie schließlich auch in der Lage sein würden, sich auf die Lichtkraft einzustimmen, die das Universum erfüllt. Jene, die beschlossen, auf der Erde zu bleiben und sich immer wieder zu inkarnieren, brachten ein großes Opfer, denn sie mußten in die Welt der Materie eintauchen. Aber sie wußten, daß sie sich eines Tages erheben und ihre Brüder und Schwestern mit sich nehmen würden. Als dieser Schritt getan wurde, fiel der Schleier des Vergessens über sie, und die Erinnerung, wer sie waren und warum sie gekommen waren, wurde vor ihnen verborgen, damit sie mit den Erdbewohnern eins werden konnten.
Im Laufe der Zeiten wurden sie sehr vertraut mit der Erde, viele von ihnen gerieten in die Verstrickungen der sinnlichen Gelüste und begannen, die kosmische Kraft, die von den Kristallen ausging, für ihre persönliche Befriedigung zu benutzen. Sie lenkten diese Kraft so, daß sie ihre eigene Gier und ihre persönlichen Bedürfnisse erfüllen konnten, was schließlich zum Verfall der Urzivilisationen führte.
Als sie den gefährlichen Machtmißbrauch erkannten, entschieden sich viele dafür, gemeinsam Terra zu verlassen und ihre Evolutionsarbeit weiterzuführen. Jene, die beschlossen zu bleiben, vermischten sich schließlich mit den Erdbewohnern, und die ursprüngliche Erdbevölkerung machte infolge des neuen genetischen Einflusses einen riesigen Entwicklungsschritt. So begann ein neues Zeitalter der Menschheit. Die Rassen vermischten sich, und eine neue Art von Menschenwesen wurde geschaf-

fen; der neue Evolutionszyklus begann, ein Zyklus, der noch Äonen fortdauern wird. Wir stehen nun vor diesem Erbe, wir sind eine höherentwickelte Rasse von Wesen, die sich auf das Erbe der Sterne berufen kann, jener Sterne, von denen die Urväter stammten.

Die Riesenquarzkristalle wurden, als jene Wesen scharenweise den Planeten verließen, tief in der Erde verborgen. Sie sollten wirklich Hüter der Erde werden, über ihre Entwicklung wachen und die Erfahrung vom Abstieg des Geistes in die Materie in ihrer Erinnerung aufbewahren. Wenn das Schicksal der Erde es bestimmen würde, daß diese Riesen eines Tages wieder auf der Oberfläche zu finden sein sollten, wäre es ihre wichtigste Aufgabe, die Erinnerung an den Entwicklungsplan der Erde wiederzuerwecken, die Schleier von den versunkenen Erinnerungen zu heben und das Bewußtsein jener, die sich für das Bleiben entschieden hatten, mit dem Bewußtsein derjenigen zu vereinen, welche den Planeten verlassen hatten. Die Erdenhüter werden, wenn sie von jenen wieder zum Leben erweckt werden, die das alte Wissen in sich tragen, dazu dienen, das Bewußtsein der Urväter zu verkörpern und die neue Rasse des Planeten Terra dazu zu führen, wieder bewußt mit ihrer himmlischen Abstammung in Verbindung zu treten. Wenn sie einmal wieder tätig sind, werden die Erdenhüter auch in der Lage sein, das Wissen über die Evolution des Lebens auf der Erde an die Urväter weiterzugeben, damit sie sie zur Bewußtseinsentwicklung anderer Welten nutzen können.

In vieler Hinsicht sind die Erdenhüter wie die symbolischen Monolithe, da auch sie in der Vorgeschichte auftauchten, die tierhaften Ureinwohner beeinflußten und dann für Tausende von Jahren in Schweigen versanken.

Als die Menschen sich soweit entwickelt hatten, daß sie bis zu den Sternen vordringen konnten, erschienen die Monolithe, die Erdenhüter, wieder und lenkten unsere geistigen Kräfte in Bewußtseinsbereiche, in die wir aus eigener Kraft nie hätten eindringen können.
Die Erdenhüter sind da. Sie sind als große Weise zu uns gekommen, die in sich nicht nur das Wissen über die gesamte Erdgeschichte tragen, sondern auch das Wissen über das Leben in den erleuchteten Sternenräumen, aus denen sie ursprünglich stammten. Sie manifestieren höchste Kraft und Intelligenz. In ihnen liegt die Weisheit des Überdauerns von Zeit und Raum, von der Existenz auf der physischen Erde, und aus dieser Weisheit entspringt Wahrheit und Liebe.

Die Aktivierung der Erdenhüter

Die Erdenhüter-Kristalle sind, wenn sie abgebaut werden, in einem inaktiven Zustand und von einer milchigen, matten Schicht überzogen. Das Innere des Kristalls ist durchscheinend klar. Es ist, als müßten sie erst vom Staub der Zeiten befreit werden. Wenn diese Kristalle aktiviert sind, werden sie wieder dazu dienen, höhere kosmische Frequenzen auf dem Planeten weiterzuleiten und ein bewußtes Ineinklangtreten mit diesen Kräften zu fördern.
Werden ihre Kräfte belebt, können Sie von ihnen ein Geheimnis lernen: was es bedeutet, in einem physischen Körper und in einer materiellen Welt zu sein, ohne sich an sie gebunden zu fühlen. Wenn die Erdenhüter sich in

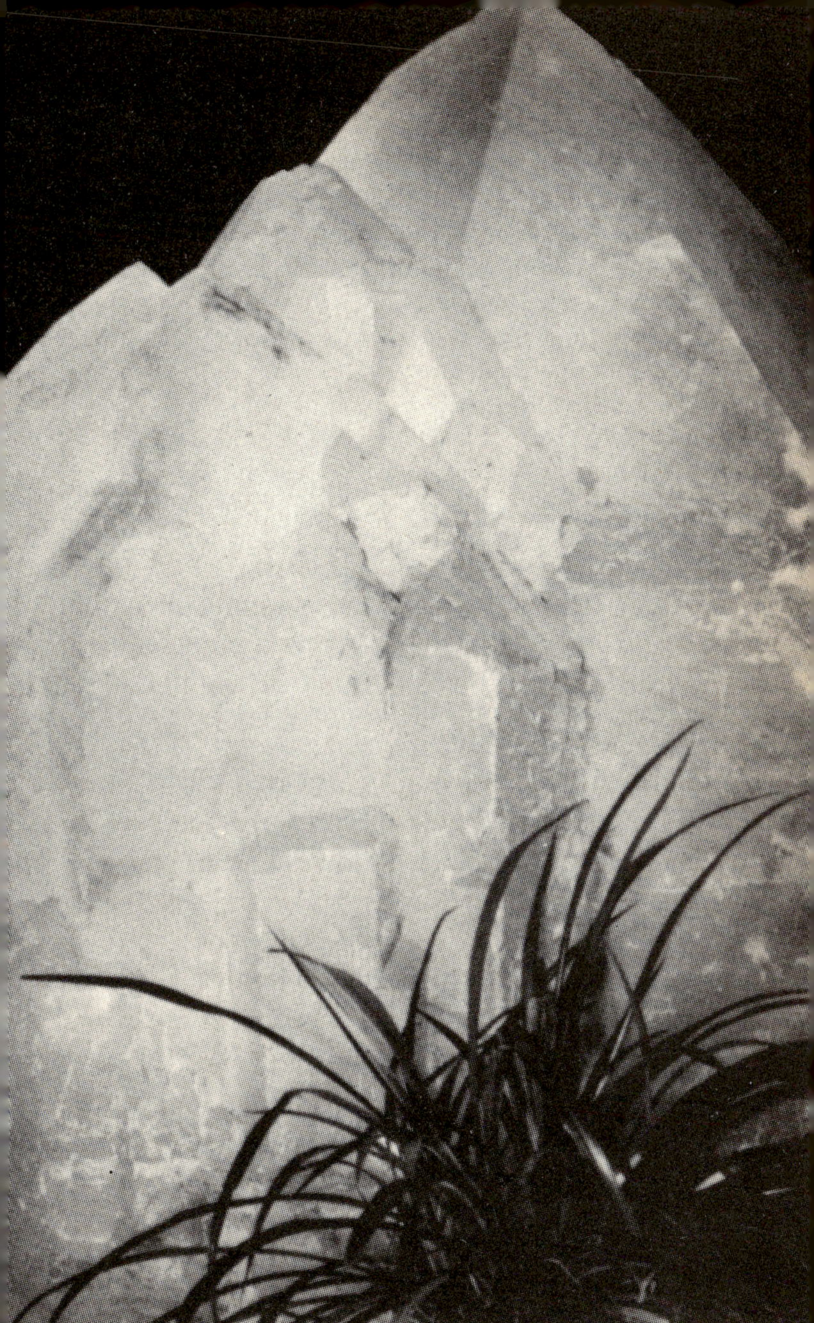

einem Zustand vollkommener Aktivierung befinden, können sie schon durch ihre bloße Gegenwart höheres Bewußtsein und erweitertes Denken bewirken. Es wäre sehr gut, wenn diese Kristalle in Heilzentren, Gemeinschaften oder Gruppen, wo viele Menschen gleichzeitig unter den Einfluß ihrer Energien kommen, ihre Wirksamkeit entfalten könnten.

Ihre Aktivierung hängt von einem Zusammenwirken mit menschlichen Gedankenformen ab. Wenn einundzwanzig gleichgesinnte Menschen einen Kreis bilden, sich an den Händen halten und geistig eins werden, wird der Kristall wieder erwachen, und die Verbindung zu den kosmischen Regionen wird hergestellt. Die Menschen, die einen Kreis um einen großen Erdenhüter-Kristall bilden, vereinigen ihre Schwingungsfrequenzen, werden selbst gleichsam zu Molekülen eines großen Kristalls in Einklang mit der kosmischen Energie. Die Bereitschaft, das persönliche, egozentrische Selbstgefühl loszulassen und bewußt mit einem größeren Ganzen zu verschmelzen, ist ebendies Element, das zur Aktivierung der Erdenhüter notwendig ist, es ist das, was unser kollektives Bewußtsein mit dem Wissen, den Informationen, Energien in Verbindung bringt, die uns sonst unerreichbar bleiben würden.

Das Erwecken des Gruppenbewußtseins

Wenn man in Gruppenmeditationen mit den Erdenhütern arbeitet, können sie dem einzelnen helfen, ihre Vorstellung vom Selbst so zu erweitern, daß alle an der Meditation teilnehmenden Personen darin eingeschlossen sind. Durch seelische Verbindung, Einssein der Herzen und Synchronizität des Geistes multipliziert sich die Kraft einer Gruppe, die positive Veränderungen bewirken kann, tausendfältig. Die Erdenhüter können uns lehren, uns aus unserer Einseitigkeit zu befreien und die vielschichtigen Möglichkeiten zu erkennen, die erst entstehen, wenn wir es lernen, über unsere Nasenspitze hinauszusehen und den größeren Zusammenhang aller Dinge wahrzunehmen. Gemeinsam mit allen anderen Menschen, die sich um einen dieser Riesenquarzkristalle versammeln und auf der gleichen Frequenz schwingen, werden wir lernen, wie auch wir Hüter dieser Erde werden können, und das wird unseren Planeten ein großes Stück voranbringen. Wenn einzelne Menschen lernen, sich auf diese Weise in Gruppen zu verbinden, wird die Vereinigung der Menschheit zu einem großen Wesen in erreichbare Nähe rücken. Das Unpersönliche, das einen die Erdenhüter-Kristalle lehren, hat nichts mit Gleichgültigkeit zu tun, sondern mit hingebungsvoller Anteilnahme, die so weit geht, daß man die individuellen, egozentrischen Interessen fallenläßt, um Zeit, Raum, Energie und Konzentration dem Ziel der Einheit zu widmen.

Diese Kristalle regen zu positivem Handeln an. Sie schaffen Harmonie. Sie sind da, um uns mit der Quelle zu vereinigen, aus der wir entsprungen sind, und uns zu lehren, wie wir die Verbindung zur Erde wie zum Himmel aufrechterhalten können. Sie tragen die Erinnerung in sich, hierher auf die Erde gebracht worden zu sein, und können uns so auch die Kunst lehren, durch die Zeit zu reisen. Sie können uns lehren, wie wir zugleich unsere physische Existenz zu erhalten *und* unsere damit verbundene Identität loszulassen vermögen, um uns aufzuschwingen in die höheren Dimensionen der Realität.

Als Menschenfamilie sind wir bereit dazu. Wieder bereit, einen riesigen Schritt in der Evolution zu tun und dazu beizutragen, daß die Erdenwesenheit Terra sich auf die kosmische Strahlung einstimmt, die von der großen Sonne im innersten Mittelpunkt der Galaxis ausgeht. Wenn dies geschieht, wird das menschliche Bewußtsein wieder zur Erkenntnis von Wirklichkeiten erwachen, die jetzt über unsere Vorstellungskraft hinausgehen. Die Erdenhüter nehmen an dieser Erweckung teil, sie werden unsere latenten Möglichkeiten zutage treten lassen und die schlafenden Bereiche unseres Gehirns stimulieren, damit wir unser wahres Schicksal erfüllen können. Terra ist älter geworden. Die Erde ist bereit, die Schwelle zum Reifealter, zum Erwachsensein, zu überschreiten und eins zu werden mit der Unendlichkeit des kosmischen Raumes, dessen lebendiges Element sie ist.

TEIL III

Varia

Kapitel 14

Weitere Erkenntnisse und Erfahrungen im Umgang mit Kristallen

Eine neue Sicht der Evolution

Unsere Erziehung läuft darauf hinaus, uns das Leben nach den Maßstäben einer evolutionären Hierarchie betrachten zu lassen. Entsprechend dieser geistigen Programmierung sehen wir das Mineralreich als die niedrigste Lebensform, über der die Pflanzen, dann die Tiere und schließlich an höchster Stelle wir, die Menschen, stehen. Nun, ich denke, eine solche Bewertung hängt davon ab, wie man »höchstentwickelt« definiert. Wenn wir es als dasjenige sehen können, das fähig ist, am meisten in Einklang mit dem göttlichen Energiefluß zu leben und das reinste Licht zu reflektieren, dann wird die Bedeutung des Menschen rasch relativiert.

Forschungen im Pflanzenbereich beweisen, daß Pflanzen Gefühle haben und eindeutig auf Liebe und wohlwollende Schwingungen reagieren. Die Delphine haben, wie man weiß, eine höher entwickelte Gehirnstruktur als die Menschen, und das Instinktverhalten von Tieren ist dem intellektuellen Wissen des Menschen oft überlegen. Das Licht, das von Kristallen ausstrahlt, kann unsere verdunkelten Auren, die oft emotional und geistig belastet sind, erleuchten.

Sobald wir uns geistig dafür öffnen können, daß alle Lebensformen vom gleichen Geist erfüllt sind und in Wirklichkeit keine von ihnen höher oder niedriger als die andere steht, wird sich unsere Liebe zum Leben erweitern, und wir fühlen uns und alles mit ihm eins. Wenn wir das Leben als Teil unserer selbst wahrnehmen, wird sich uns eine neue Welt der Erkenntnis öffnen. Man stelle sich vor, man sitzt ruhig da und nimmt die reine Schönheit einer Rose wahr oder schwimmt mit den Delphinen zusammen und teilt mit ihnen ihr Wissen, das sie seit den Tagen von Atlantis in sich bergen. Man stelle sich vor, wie man die Spitze eines klaren Quarzkristalls auf sein drittes Auge legt und von ihm die Geheimnisse der Lichtverkörperung lernt.

Die Kunst der interdimensionalen Kommunikation wird auch auf unserem eigenen Planeten für uns zugänglich, wenn wir unsere Vorstellungen von der Evolution dahingehend erneuern, daß wir alles Leben auf der Erde als eins und geistig gleichwertig betrachten. Dann, und nur dann, wird eine wahre interdimensionale Kommunikation mit außerirdischen Wesenheiten, körperlosen Geistwesen und multidimensionalen Geschöpfen möglich sein. Wir alle tragen dieselbe Lebenskraft in uns. Wir alle sind des Thrones würdig.

Das Erscheinen von Symbolen auf Speicherkristallen

Bei der vertieften Arbeit mit Speicherkristallen, die bewußt und absichtlich von höheren Seelenwesen oder deren Nachkommen – den Bewohnern von Atlantis und Lemuria – programmiert wurden, bin ich persönlich Zeugin der erstaunlichsten Phänomene geworden. Speicherkristalle haben auf einer ihrer sechs Seiten, die eine Spitze bilden, ein kleines gleichseitiges Dreieck, das nicht zu den Seiten selbst gehört, sondern in den Speicherkristall eingeätzt wurde. Manchmal scheint es, als würden die Symbole dieses Kristalls erst sichtbar, wenn der Mensch, der mit ihm arbeiten soll, gegenwärtig ist, wenn durch ihn das Dreieckszeichen aktiviert wird und sich manifestiert. Bei verschiedenen Gelegenheiten ist mir das begegnet. Bekomme ich einen neuen Vorrat von Kristallen, sehe ich sie mir sehr sorgfältig durch und suche nach Phantomen, Regenbogenzeichnungen, bestimmten geometrischen Auffälligkeiten und den für Speicherkristalle typischen Ätzdreiecken. Wenn solch ein Dreieck genau in dem Augenblick auftaucht, wo jemand Bestimmtes gegenwärtig ist, weiß ich, daß der Kristall dazu ausersehen ist, nur von dem Betreffenden benutzt zu werden. Meist verstecke ich Speicherkristalle in meiner privaten Sammlung sehr gründlich, wenn ich sie entdeckt habe. Dennoch habe ich immer wieder bemerkt, daß manche Speicherkristalle ganz offensichtlich darauf warten, ihre wahre Identität und ihren Zweck in der Gegenwart ihres menschlichen Gefährten zu enthüllen, damit sie gerade gemeinsam mit ihm ihre Wirkung entfalten können.

Ich hielt einmal an einem Ort, an dem man sich gewöhnlich nicht mit Metaphysischem beschäftigt, einen Vortrag und hatte eigentlich keinerlei Absichten, über so »abgehobene« Dinge wie Speicherkristalle zu reden. Als ich gerade dabei war, einen großen Generatorkristall herumzureichen, damit die Zuhörer ihn sich ansehen konnten (ich hatte diesen Kristall bei zwei anderen Kursen dabeigehabt und kannte ihn sehr gut), wurden plötzlich vor meinen Augen Dutzende von Symbolen auf ihm sichtbar. Höchst erstaunt brach ich mitten im Satz ab und sagte: »Mein Gott, das ist ja ein ganz außergewöhnlicher Speicherkristall!«, woraufhin die Zuhörer ahnungslos fragten: »Was ist ein Speicherkristall?« Ich erklärte ihnen die Geschichte der Speicherkristalle und dachte, dieser Kristall müsse ganz offensichtlich für jemanden hier im Raum bestimmt sein. Und tatsächlich, eine Frau in dieser Gruppe konnte sich nicht mehr von ihm trennen und wußte mit untrüglicher Sicherheit, daß sie mit dem Kristall arbeiten mußte. Ähnliches habe ich in den vergangenen Jahren mehrmals erlebt.

So sollten Sie also die Augen offenhalten und nicht überrascht sein, wenn Sie eines Tages – in einem Augenblick, da Sie es am wenigsten erwarten – plötzlich Dreiecke in einem Kristall entdecken, der Kristall zu strahlen beginnt und Ihnen sagt, daß er für Sie bestimmt ist und mit Ihnen arbeiten möchte.

Entmaterialisierung

Es gibt viele Berichte über das völlig unerklärliche Verschwinden von Kristallen. Die Suche nach ihnen ist ganz vergeblich, denn sie haben sich von der physischen Ebene entmaterialisiert, um ihre Arbeit in feinstofflichen Körpern zu tun. Es ist, als hätten sich diese Kristalle in die Aura eines Menschen begeben, um eine Reinigung, eine Heilung, einen Ausgleich zu ermöglichen oder dem Betreffenden zu helfen, daß bestimmte Kräfte in sein Leben treten. Manchmal erscheinen diese Verwandlungskünstler wieder in materieller Form – oft genau an dem Platz, an dem man sie gesehen und unzählige Male nach ihnen gesucht hatte. Manchmal müssen sie sich aber auch nicht wieder materialisieren, da sie sich in der Aura für immer aufgelöst haben. Dann sollte man nicht traurig über ihr Verschwinden sein. Sie haben sich in eine höhere Frequenz begeben und dienen einem weiterhin, indem sie die Lichtkraft, die den Körper umgibt, verstärken.

Im entmaterialisierten Zustand kann der Kristall einem tatsächlich helfen, den seelischen und emotionalen Körper zu reinigen und Schwachstellen in der Aura zu versiegeln, durch die man sonst negativen Einflüssen zu sehr preisgegeben wäre. Wenn man sich innerlich bewußt mit den Kristallen in Verbindung setzt, die sich entmaterialisiert haben, kann einen das geistig öffnen für die nichtmanifesten Realitäten, die jenseits der gewohnten sinnlichen Wahrnehmung existieren. Wenn die Lichtkräfte entmaterialisierter Kristalle im eigenen Energiefeld wirksam sind und man beginnt, sich bewußt mit diesem Phänomen zu beschäftigen, kann man allmählich auch selbst eine Ahnung von der Kunst der Entmaterialisierung bekommen.

Bearbeitete Kristalle

Es gibt heute auf dem Markt eine Unzahl von Menschenhand bearbeiteter, geschliffener, geformter und polierter Quarzkristalle. Ich fühlte mich persönlich von solchen Kristallen nie angezogen, ja war manchmal sogar richtiggehend abgestoßen von ihnen. Nachdem ich viel darüber nachgedacht hatte, verstehe ich jetzt, warum das so ist.

Quarzkristalle existieren schon an sich in einer natürlichen und vollkommenen Form. Ihre Schwingung drückt kosmische Harmonie aus, weil jede einzelne Komponente mit der kosmischen Kraft in Einklang ist. Mit anderen Worten: Die Elektronen und Protonen, aus denen die Atome bestehen, die Atome, die die Moleküle bilden, die molekulare Struktur, aus der die Formelemente der Mineralien gebildet werden, schwingen alle auf derselben Frequenz, das Ordnungsprinzip ist niemals zufällig. Deshalb sind sie schon von ihrem Wesen her mit der ursprünglichen Schöpfungskraft in Einklang und manifestieren in unverfälschter Form die strahlende Verkörperung kosmischer Harmonie und materieller Vollkommenheit. Deshalb wird ein Quarzkristall, schon wenn man ihn nur in der Hand hält oder trägt, versuchen, einen mit seiner Urschwingung in Einklang zu bringen. Wenn ein Steinschleifer nicht fähig und geübt und nicht auf die Frequenz eines Kristalls eingestimmt ist, werden Versuche, seine natürliche Form zu verändern, oft scheitern, da dann der Einklang aller Elemente des Steins mit den kosmischen Frequenzen nicht ungetrübt erhalten bleibt. Ich habe Kristalle gesehen, die so gestört waren durch die kläglichen menschlichen Versuche, sie zu verbessern, daß ich nichts mehr tun konnte, um diese Wirkung zu neutralisieren. Ich habe natürliche einendige Generatorkristalle gesehen, die zu zweiendigen Kristallen umgeformt waren, indem ihr anderes Ende facettiert wurde, und facettierte Spitzen, wo offensichtlich vorher gar keine Spitze vorhanden war. Ich habe sogar Quarzkristalle mit fünf anstatt sechs Seiten gesehen, und einmal versuchte mir jemand einen geschliffenen Kristall zu verkaufen und behauptete, er sei natürlich, obwohl er bei näherer Betrachtung sieben Facetten als Spitze hatte. Oft sind die Kanten dieser Kristalle weich und trübe und nicht so geeignet, heilende Energie zu kanalisieren, wie das bei natürlich gewachsenen Kristallen der Fall ist.

Das soll nun nicht heißen, daß es schlecht oder ethisch verwerflich wäre, einen Kristall zu schleifen oder zu polieren, man muß nur, um es richtig zu tun, wirklich in Einklang mit dem Wesen des Kristalls sein. Wenn man die Facette eines Kristalls schleift, um seine natürliche

Schönheit zur Geltung zu bringen, oder eine angeschlagene Stelle an der Kristallspitze repariert, kann das die Schönheit, den Zweck und den Wert eines Steines oft sehr erhöhen. Wogegen ich mich wende, ist die grundlegende Veränderung der von Natur aus schon vollkommenen Form.

Andererseits werden diese Kristalle oft aus großen, ungeformten Stücken geschnitten, die sonst für technologische Zwecke zerkleinert werden würden, und so kann durch die Bearbeitung ihre Schwingung erhöht werden, sie werden veredelt und können höheren Zwecken dienen. Ich lernte auch Menschen kennen, die sehr bewußt und liebevoll Kristalle zu Heilzwecken bearbeitet hatten, und sprach mit einigen Leuten, die sehr positive Erlebnisse beim Umgang mit solchen bearbeiteten Steinen erzielen konnten. Lassen Sie sich also nicht zu sehr von meiner Ansicht beeinflussen. Finden Sie es selbst heraus, experimentieren Sie. Nehmen Sie einen natürlichen und einen bearbeiteten Kristall, legen Sie beide abwechselnd auf Ihr Herz und auf Ihr drittes Auge, und versuchen Sie zu erspüren, was sie Ihnen vermitteln.

Weitere Techniken zum Reinigen und Aufladen von Kristallen

Jahrhundertelang haben die amerikanischen Indianer Heilkräuter zur Reinigung und Läuterung verwendet. Wacholder und Salbei sind die wirksamsten, aromatischen Heilkräuter in dieser Tradition; sie können auch zur Reinigung von Kristallen angewendet werden. Wenn man diese Kräuter anzündet und Kristalle und Heilsteine in den duftenden Rauch hält, werden sie auf besonders schöne Weise gereinigt. Ich habe die Angewohnheit, vor und nach jeder Kristallbehandlung Räucherstäbchen aus Wacholder und Salbei anzuzünden, nicht nur um die Kristalle zu reinigen, sondern auch die Atmosphäre von allem, was sich als störend festgesetzt haben könnte, zu befreien. Dieses wundervolle Aroma kann auch für die verschiedensten anderen Reinigungsvorgänge benutzt werden, also vor Meditationen, in Saunen, zur Reinigung der Atmosphäre nach Streit oder Auseinandersetzungen – oder bevor man neue Räume bezieht, die man von den alten Energien befreien möchte.

Eine Methode zum Wiederaufladen von Kristallen und Edelsteinen besteht darin, sie unter eine Pyramidenkonstruktion zu legen. Alle meine Stäbe, »Skalpelle« und oft benutzten Generatorkristalle sind jetzt dauernd in Pyramiden untergebracht. Die vollkommene geometrische Struktur der Pyramide reinigt alles, was sich in ihrem Inneren befindet, und lädt es mit kosmischen Energien auf. Kristalle, die irgendwie traumatisiert oder ausgelaugt sind, können meiner Erfahrung nach nur wieder ins Gleichgewicht gebracht werden, wenn sie sich längere Zeit im Inneren einer Pyramidenstruktur erholen konnten.

Muster zum Auflegen von Kristallen

Das vollständige Legemuster ist eine Kombination der beschriebenen einzelnen Muster. Zusätzlich wurden klare Quarzkristalle in die Handflächen und auf die Füße gelegt, wobei die Spitzen nach innen zeigen, um die heilende Energie im Körper zirkulieren zu lassen.

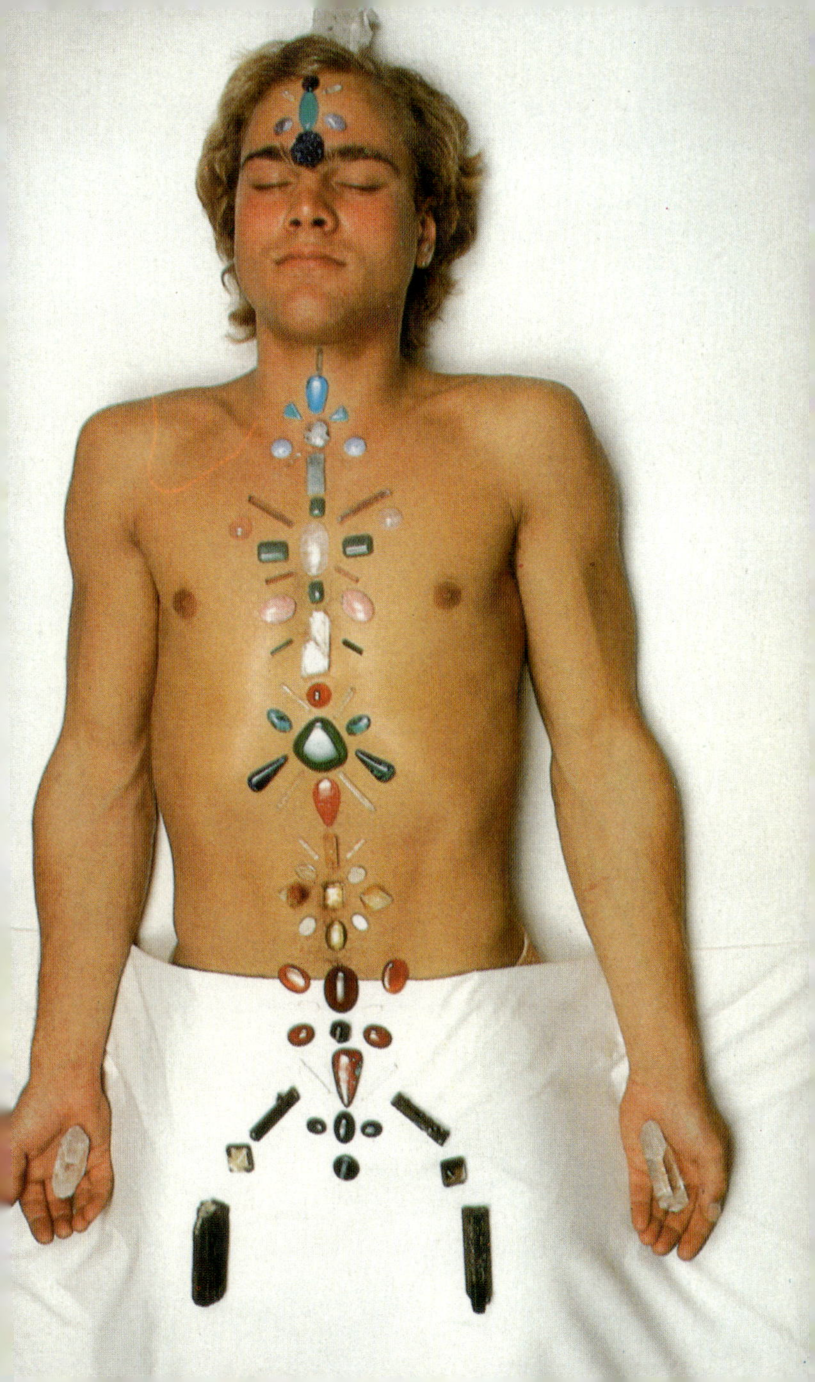

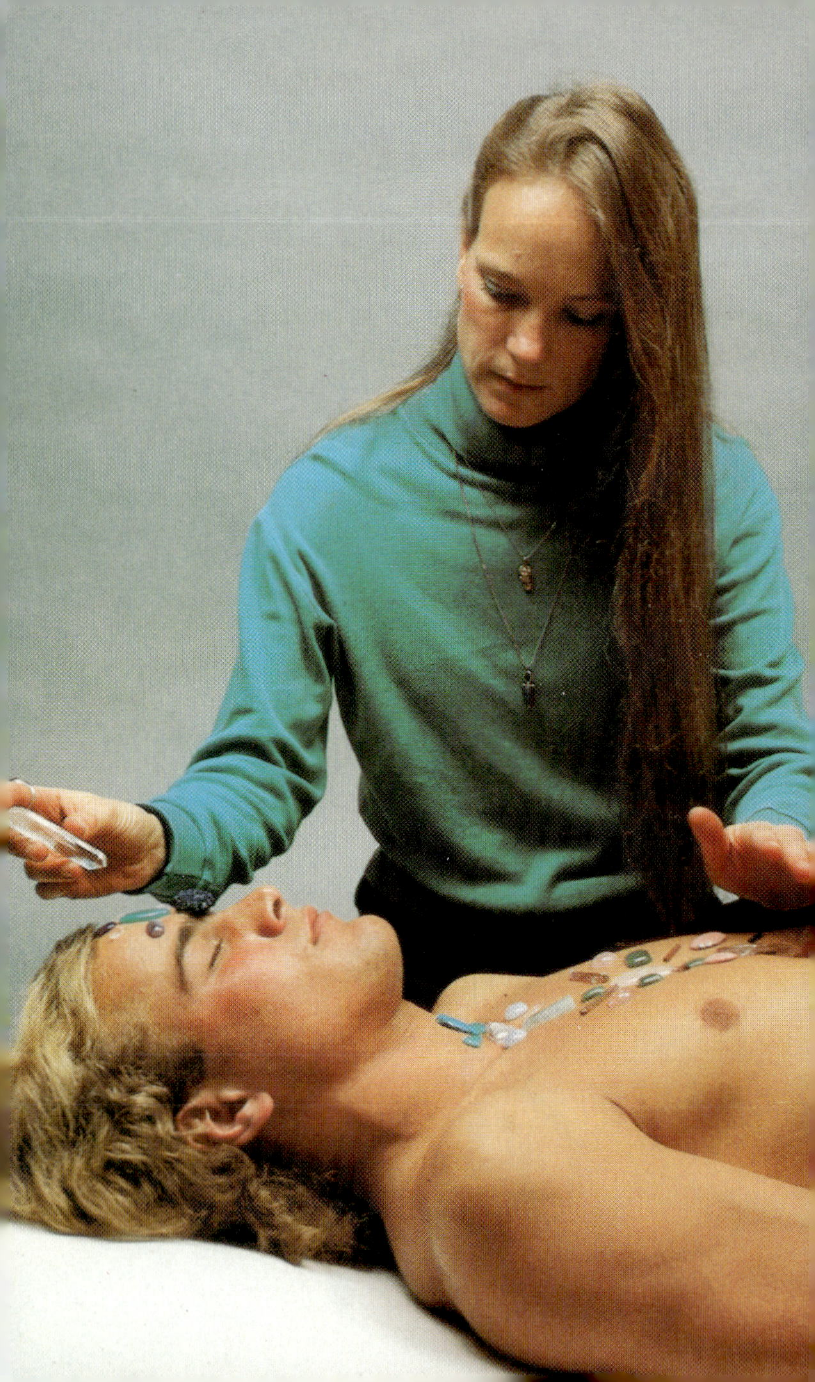

Die Auswahl einzelner Generatorkristalle zu persönlichen Heilzwecken

Man muß auf verschiedene Dinge achten, wenn man sich einen einzelnen Generatorkristall für Heilzwecke aussuchen will. Einer der wichtigsten Faktoren ist die Spitze des Kristalls. In den Facetten oder Kanten, die sie bilden, sollten sich keine angeschlagenen Stellen oder Kerben befinden. Es empfiehlt sich auch, die Facetten der Spitze genau zu betrachten: Wenigstens eine von ihnen sollte möglichst ein vollkommenes Dreieck bilden. Dadurch kann die Energie in einem direkten Strahl vom Fuß des Kristalls durch die Basis des Dreiecks und entlang seinen gleichen Seiten durch die Spitze hinausfließen. Zudem sollte das Innere des Kristalls möglichst klar sein. Je ungetrübter er ist, desto besser kann die eigene Heilenergie durch ihn übertragen werden.

Die Generatorkristalle, die man zur Behandlung oder für persönliche Meditationen benutzt, werden mit der eigenen Lebenskraft geladen. Leitet man sein heilendes Licht durch einzelne Generatorkristalle, wird die eigene Energie gereinigt, verstärkt und intensiviert. Meist möchte man nicht, daß diese persönlichen Freunde und Partner unter den Kristallen von jemand anders berührt werden, damit die Verbindung, die man mit ihnen hat, ungestört bleibt. Wenn diese Kristalle mit der eigenen Heilkraft aufgeladen sind, können sie einem auch sehr von Nutzen sein, wenn man sich persönlich unzentriert und unausgeglichen fühlt oder heilende Energie benötigt.

Eine Kristallbehandlung mit Katrina

Vom Regenbogen können wir etwas sehr Wichtiges lernen. Am Himmel entsteht ein Regenbogen, wenn die Sonne von winzigen Wassertröpfchen reflektiert wird, die sie wie ein Prisma zu einem farbigen Bogen verwandeln, der vom Himmel auf die Erde herabreicht. Das Wesen der Elemente, aus denen solch ein spektakuläres Ereignis entsteht, kann auch symbolisch aufgefaßt werden. Die Sonne ist das Licht, das sich oft hinter den schweren Regenwolken des Lebens verbirgt; wenn das Licht jedoch durch diese Wolken hindurchbricht, wenn der Geist alles durchdringt, sieht man mitten im Dunkel dieses wunderbare Farbenspiel, das uns zeigt, daß alles in vollkommener Ordnung und Harmonie ist. Man sollte unbedingt nach draußen gehen und tief atmen, wenn man einen Regenbogen am Himmel sieht, um die vielfarbigen, heilenden Strahlen aufzunehmen – auch wenn man dabei ein bißchen naß wird!

Der Regenbogen lehrt uns, nicht nur einen einzelnen Aspekt der Dinge wahrzunehmen. Er zeigt uns, daß wir die vielfältigen Strahlen des Lebens sehen sollten: Freude, Wut, Trauer und Schönheit, alles zugleich. Im Regenbogen ist die Vielfalt in Ausgeglichenheit und Vollkommenheit enthalten. Das Rosa ist die Freude, das Grün die heilende Kraft, das Blau strahlt Frieden aus.

Man findet Regenbögen auch oft in Quarzkristallen. Überraschenderweise werden sie oft in Kristallen geboren, die im Mutterleib der Erde eine Erschütterung erlebt haben. Wieder lehrt uns der Regenbogen, daß wir gerade durch die harten Schläge lernen, die Vielfalt des Lebens ins Gleichgewicht zu bringen, und daß gerade in der Dunkelheit das alles durchdringende Licht aufzuscheinen beginnt.

Regenbögen sind das Symbol der Hoffnung und Inspiration, und wenn wir sie in einem Quarzkristall oder in anderen Kristallen finden, verkörpern sie die Fähigkeit, das Beste aus dem Leben zu machen und die prismatische Leiter aus Licht und Farben, die in den Himmel führt, zu erklimmen. Regenbögen sind eine direkte Verbindung von der Erde in den Äther, durch die Gebete, Hoffnungen, Träume und Visionen fortgepflanzt werden. Regenbogenkristalle sind deshalb hilfreich, wenn man Gebete oder heilende Energie zu anderen Menschen senden möchte.

Der Regenbogen ist das Symbol der Einheit, da sich in ihm jede Farbe harmonisch mit einer anderen Farbe verbindet, und an ihm sehen wir, wie auch wir alle Elemente unseres Lebens in Einklang bringen können und sollen. Der Regenbogen weiß, daß es möglich ist, eine Energie mit der anderen zu verbinden, ein Chakra mit dem anderen. Regenbogenkristalle sind eine besonders gute Hilfe bei persönlichen Meditationen, wenn man sich bewußt darauf konzentriert, eine Brücke zwischen verschiedenen Energiezentren zu schlagen. Wenn ein Kristall, in dessen Innerem ein Regenbogen ist, zwischen zwei Energiezentren gelegt wird, die nicht integriert sind, wird er sie miteinander in Harmonie bringen. So können Regenbogenkristalle zur Harmonisierung des gesamten Chakra-Systems bei Kristallbehandlungen dienen, oder man kann allein mit ihnen meditieren, sie in der Hand halten oder tragen, wenn man gerade dabei ist, die Lektionen des Regenbogenstrahls zu lernen. Indem man sich bewußt auf Regenbogenkristalle einstellt, werden sie der eigenen Aura die Fähigkeit vermitteln, die Dinge mit einer gewissen Unbefangenheit und Leichtigkeit zu sehen, und uns zeigen, wie wir alles, was wir tun, mit Freude und einem Sinn für Humor betrachten und erfüllen können.

Die Einfühlungsgabe von Kristallen

Es mag einem schwer vorstellbar sein, daß ein Kristall oder Edelstein tatsächlich weiß, was man denkt oder fühlt. Er hat doch kein Nervensystem, wie kann er also etwas wahrnehmen? Er hat doch kein Gehirn, wie kann er also denken? Er verhält sich nicht wie ein Mensch, wie kann er also nachfühlen, was wir empfinden? Nun, das stimmt. Kristalle und Edelsteine sind natürlich eine ganz andere Lebensform als wir, und ihre Dimension der Wirklichkeit entspricht sicher nicht der unseren; aber wer möchte behaupten, daß sie auf ihre wunderbare und unbekannte Weise nicht auch dafür sensibel sein können, was sich in uns abspielt! Mein Umgang mit der Welt der Kristalle zeigte mir bei vielen Gelegenheiten, daß Kristalle und Steine nicht nur spürten, was um sie herum vor sich ging, sondern darauf in liebevoller, unterstützender, manchmal sogar selbstaufopfernder Weise reagierten.

Eine gute Freundin arbeitete in ihren täglichen Meditationen sehr intensiv mit einem Rosenquarz, wobei sie sich bewußt darauf konzentrierte, sich selbst liebevoller annehmen zu können. Während dieses Prozesses stiegen viele ungelöste innere Konflikte in ihr auf. Eines Tages, nach einer Meditation, bei der sie den Stein sehr fest gehalten hatte und dabei spürte, wie sich eine alte, starke emotionale Belastung auflöste, legte sie den Stein auf ihren Altar, stand auf und wollte gerade den Raum verlassen, als sie sah, daß der Stein in Dutzende Stücke zersprang. Im selben Augenblick spürte sie, wie plötzlich ein starker emotionaler Druck von ihr wich, und sie wußte, daß sie geheilt war. Sie bückte sich, um die Bruchstücke des Steins aufzuheben, den sie so sehr geliebt hatte, und erkannte, daß der Rosenquarz nicht nur ihren Schmerz empfunden, sondern auch die emotionale Last auf sich genommen und sich selbst geopfert hatte, damit sie sich davon befreien könne.

Das ist keine ungewöhnliche Geschichte für einen Rosenquarz – den Stein der Liebe, den Heiler emotionaler Wunden und den wichtigsten Stein für das Herz-Chakra –, der uns lehrt, uns selbst zu lieben und uns selbst zu vergeben. Deshalb ist es sehr wichtig, den Rosenquarz oft zu reinigen, wenn man ihn zu Heilbehandlungen verwendet. Er ist einer der Steine des Neuen Zeitalters, der die Sorgen der Menschen oft bis zu ihrem Tod auf sich nehmen kann. Wenn man mit dem Rosenquarz sehr intensiv am Herz-Chakra gearbeitet hat, geschieht es vielfach, daß er matt und trübe wird und seinen natürlichen Glanz verliert. Das sollte als Zeichen verstanden werden: Er bedarf einer Reinigung, und man muß ihm Zeit lassen, sich zu regenerieren, damit er seine Arbeit tun kann, ohne seine eigene Lebenskraft zu verlieren.

Schon mehrmals sind einzelne Generatorkristalle bei Kristallbehandlungen zerbrochen, während deren man sie für die Arbeit an der Aura nutzte und wesentliche Veränderungen vor sich gingen. Auch Schmuck kann sich auffallend trüben oder sogar zerspringen, wenn man ihn an besonders schwierigen oder anstrengenden Tagen trägt; und Kristalle sowie Edelsteine verlieren ihren Glanz, sobald man sie vernachlässigt oder mißbraucht. Andererseits können persönliche Meditationskristalle, wenn wir ihnen unsere Liebe und unsere guten

Gedanken zukommen lassen, klarer werden, wo vorher Trübungen in ihrem Inneren waren, und Heilsteine können sogar noch an Kraft gewinnen, wenn sie bewußt angewandt werden, man sorgfältig mit ihnen umgeht und sie zu schätzen weiß. Es liegt in der Verantwortung der Menschen, die mit Kristallen und Steinen arbeiten, sie regelmäßig zu reinigen und ihnen die Elemente zu geben, die sie zum Überleben brauchen: vor allem Wasser, Sonnenlicht, Aufmerksamkeit und Liebe.

Kristalle, die sich selbst geheilt haben

Meistens haben die Kristalle eine Spitze beziehungsweise ein Ende. In seltenen Fällen haben sie zwei Enden. Ebenso rar sind Kristalle, die als Basis einen natürlich gewachsenen Abschluß haben. Diese Kristalle haben nicht auf beiden Seiten eine auf sechs Facetten zusammenlaufende Spitze wie zweiendige Kristalle, ihre Basis ist jedoch natürlich geformt und sieht nicht herausgebrochen aus.
Kristalle wachsen normalerweise aus einer harten, felsigen Oberfläche heraus. Zweiendige Kristalle bilden sich in weicherer Umgebung, sind nicht durch harten Stein begrenzt und können so an beiden Enden eine Spitze bilden. Bei natürlich gewachsenen Kristallen wurde das eine Ende zu irgendeinem Punkt ihrer Entwicklung aus einem Stein herausgebrochen oder von ihm getrennt, woraufhin die Basis noch weiterwachsen konnte, auch wenn sie weder den Raum noch die nötige Umgebung hatte, um eine vollständige sechsseitige Spitze zu bilden. Das sind Kristalle, die sich selbst geheilt haben, denn auch wenn sie von ihrer sicheren Basis getrennt wurden,

gelang es ihnen, zu einem natürlichen Zustand der Vollkommenheit zu gelangen und kleinere, aber dennoch vollständig geformte Prismen zu bilden.
Solchermaßen gewachsene Kristalle sind leicht zu finden, indem man die Basis eines einzelnen Generatorkristalls genauer betrachtet. Wenn der Kristall eine ungeformte, felsig aussehende, krustige Basis aufweist, hat er sich nicht selbst geheilt und hat keine gewachsenen unteren Enden. Besteht die Basis jedoch aus einem feingeformten Muster gewachsener Tafeln und Prismen, weiß man, daß man einen Meister in der Kunst der Selbstheilung entdeckt hat.
Kristalle, die sich selbst geheilt haben, konnten in ihrem Evolutionsprozeß lernen, wie man die eigene Form vervollkommnet, und sind deshalb in der Lage, ihr Wissen und ihre Erfahrung über die Selbstheilung an uns weiterzugeben. Diese Kristalle können für uns zu wichtigen Gefährten während unseres Selbstheilungsprozesses werden, oder sie sind hilfreiche Partner und Assistenten in der Praxis des Kristallheilers. Man kann Kristalle, die sich selbst geheilt haben, während der Behandlung dem Klienten in die Hand geben oder auf einen Körperteil legen, um seinem Körper, seiner Seele, seinem Herzen oder seinem Unbewußten die Kunst der Selbstheilung zu vermitteln. Diese Kristalle wissen, wie man mit scheinbar unlösbaren Problemen fertig wird und das Beste aus schwierigen Lebenssituationen macht, indem sie einem helfen, zu vollkommener Ordnung und natürlicher Vollständigkeit zu gelangen.

Die besonderen Energien von Turmalin, goldenem Topas, Kunzit und Aquamarin

Es gibt verschiedene Kristallformationen, auf deren Prismenflächen parallele, vertikal verlaufende Furchen zu finden sind. Dieses natürliche Phänomen tritt bei Turmalin, Kunzit, Topas und Aquamarin auf. Wo sich solche Energielinien manifestieren, kann man daraus ablesen, daß eine dynamische Kraft, verbunden mit einer hohen elektrischen Ladung, rasch durch den Kristall weitergeleitet wird. Die Furchen sind quasi die elektrischen Leitungen, durch die Strom mit hoher Energie auf die physische Ebene weitergeleitet wird. All diese Kristalle haben eine natürliche Endung, wodurch die Richtung, in der die Energie sich bewegt, festgelegt ist.
Wenn beispielsweise ein rosa Turmalin-Prisma mit natürlicher Endung oberhalb des Herz-Chakras aufgelegt wird und auf den Hals weist, kann es einem dabei helfen, die Liebe aus dem Herzen durch die Stimme auszudrükken und ihr die Kraft des gesprochenen Wortes zu verleihen. Wenn die Spitze eines Topas-Kristalls auf den Nabel zeigt, wird er den goldenen Strahl des Scheitel-Chakras in den physischen Körper leiten, um zu einer Manifestation des bewußten Willens zu führen.
Rosa Kunzit aktiviert das Herz-Chakra und hat die Kraft, Unsicherheiten und Behinderungen dynamisch in liebevolles Handeln umzuwandeln. Der Turmalin in seiner Farbenvielfalt heilt und stärkt die Körpersysteme und bahnt der spirituellen Kraft den Weg ins Nervensystem. Aquamarin stimuliert die Funktion des Hals-Chakras und hilft einem, die höhere Oktave der Stimme zum Ausdruck der Wahrheit zu benutzen. Je nachdem, in welcher Richtung seine Spitze zeigt, kann ein goldener Topas-

Kristall Energie des Scheitel-Chakras in den Körper leiten oder die physischen Neigungen in die bewußten Bereiche lenken.
Man sollte die Augen offenhalten, um bei diesen oder anderen Kristallen das geometrische Muster der senkrechten, parallel verlaufenden, eingekerbten Linien zu entdecken. Es bedeutet Kraft und die Fähigkeit, dynamische Energie in jeden Bereich fließen zu lassen, mit dem man arbeiten möchte. Diese gestreiften Steine können mehr als jede andere kristalline Bildung hohe Kraftfrequenzen auf die materielle Ebene und in den Körper leiten, um die Chakras zu aktivieren und die physischen Systeme zu stärken, die dadurch für eine spirituelle Verwandlung vorbereitet werden.

Die geistige Dreiheit: Fluorit, Calcit und Pyrit

Ich möchte Ihnen drei Steine vorstellen, die ich zu lieben und zu respektieren gelernt habe. Ich arbeitete oft mit ihnen, wenn es um die Verstandeskräfte und die damit verbundene geistige Entwicklung ging. Es sind Fluorit, Calcit und Pyrit. Interessanterweise werden diese Steine häufig nahe beieinander gefunden, und nicht selten wachsen sie neben- oder übereinander. Pyrit wird oft in Fluorit-Oktaedern gefunden oder wächst auf Fluorit-Drusen. Auch der Calcit wird vielfach zusammen mit seinem guten Freund Fluorit abgebaut. Sie alle haben viel gemeinsam, sie dienen einem ähnlichen Zweck, indem sie die Frequenzen der höheren geistigen Fähigkeiten anregen und stabilisieren.
Fluorit leitet die intuitive Kraft des Geistes in physische Aktivität über. Calcit ist der Stein, der zur Anwendung

kommen sollte, wenn geistige Übergangsphasen, Anpassungsprobleme und Veränderungen anstehen. Pyrit stärkt die geistigen Fähigkeiten und entwickelt die höheren Möglichkeiten des menschlichen Denkens. Pyrit erleichtert das Wachstum höheren Wissens, Calcit hilft uns, von alten Einstellungen und Begriffen frei zu werden, damit wir an einer höheren Weisheit teilhaben können, und Fluorit wird einem helfen, diese Weisheit durch Handeln auf die physische Ebene zu bringen.
Die drei Steine bilden eine großartige Kombination, die uns unterstützen kann, wenn wir studieren, daran arbeiten, alte Denkmuster zu verändern, oder wenn wir bewußt unsere medialen Fähigkeiten entwickeln möchten. Diese Dreiheit ist eine wunderbare Hilfe für Menschen mit medialen oder telepathischen Fähigkeiten oder für professionelle Berater.
Bei Kristallbehandlungen können Fluorit, Pyrit oder Calcit auf das dritte Auge gelegt werden, um höhere Gehirnfrequenzen zu stimulieren, oder man placiert sie am unteren Ende des Hinterkopfes, um latente intellektuelle Fähigkeiten zu wecken: Man kann sie tragen, mit ihnen meditieren oder sich von ihnen helfen lassen, wenn man eine Integration von Intellekt und Intuition erreichen möchte.

Die Verbindung zum Nabel: Citrin, goldener Topas und Rutil-Quarz

Das Nabelzentrum ist der Bereich, in dem sich unsere Persönlichkeitskraft auf der physischen Ebene manifestiert. Die ihm zugeordnete Farbe ist Gelborange, die damit verbundene Energie für unser Glück und unsere

Erfüllung lebensnotwendig. Wenn das Nabelzentrum verspannt oder blockiert ist, wird auch unsere Fähigkeit, unseren bewußten Willen in unsere Alltagstätigkeit einfließen zu lassen, drastisch begrenzt sein. Das Nabelzentrum regiert unser Handeln auf der physischen Ebene und unser persönliches Identitätsgefühl.

Der Farbfrequenz des Nabelbereiches ist der goldene Strahl verwandt, der dem Scheitel-Chakra zugeordnet ist und der im Menschen eine persönliche Identifikation mit dem unendlichen Geist wachrufen kann. Da es der gelben Farbschwingung des Nabelzentrums ähnelt, kann das Scheitel-Chakra unmittelbaren Einfluß auf die körperliche Beherrschung des Willens haben. Wenn das Scheitel-Chakra direkt mit dem Nabelzentrum verbunden wird, wächst die Möglichkeit, göttliche Kraft auf der Erde zu manifestieren, tausendfach.

Es gibt drei wichtige Steine, die man im Nabelbereich auflegen kann, um die goldene Weisheit des obersten Chakras ins alltägliche Handeln einfließen zu lassen: Citrin, Rutil-Quarz und goldener Topas. Jeder dieser Steine hat die Fähigkeit, negative Gewohnheitsmuster und Verhaltensweisen in bewußtes Handeln umzugestalten, das von einem gekräftigten Willen beherrscht wird.

Im Citrin ist die Farbskala von Hellgolden bis Dunkelbraun reflektiert. Die Aktivität auf der gesamten physischen Ebene wird durch ihn aktiviert. Ähnlich wie die Sonnenstrahlen wärmt uns die Energie des Citrins, sie durchdringt uns, verschafft Wohlbehagen und wirkt lebensspendend. Da Gold auch eine der Farben für das Scheitel-Chakra ist – in den Citrinen von besonderer Qualität finden wir einen solchen goldenen Strahl –, eignet sich dieser Stein, die Energie des obersten Zentrums in den Bereich des Nabels zu leiten.

Wenn man goldene Topas-Kristalle mit natürlich gewachsenen Prismen so auflegt, daß ihre Spitze direkt auf das Nabelzentrum weist, werden die Intentionen des Scheitel-Chakras in das physische Kraftzentrum gelenkt.

Möchte man andererseits ein Übermaß an physischer Kraft in die bewußten Energiezentren des Kopfes weiterleiten, muß die Spitze zum Herzen zeigen. So legt man den Topas meist auf, wenn der Betreffende sich als zu egozentrisch, übereifrig oder arbeitsbesessen erweist. Ist er gefurcht, kanalisiert der goldene Topas Ströme von hoher Frequenz, die durch den Kristallkörper fließen und jeden Bereich, auf den der Stein gelegt wird, mit Kraft und erhöhter Energie erfüllen.

Rutil-Quarz ist klar oder rauchig und hat im Inneren Lagen feiner goldener Nadeln. Diese goldenen Energielinien werden durch die dem Quarz eigene dynamische Präsenz besonders stark aufgeladen und können so zu Kanälen werden, durch welche die goldene Energie des obersten Chakras bis in die Wurzeln in der Erde hinabfließen kann. Rutil-Quarzgeneratoren mit natürlich gewachsenen Enden können auf die gleiche Weise angewendet werden wie goldene Topas-Kristalle. Geschnittene, polierte oder facettierte Rutil-Quarzkristalle kann man zu Behandlungen auf dem Nabel oder im Nabelbereich placieren, um die Willenskraft zu aktivieren. Man kann sie aber auch auf jeden anderen Bereich auflegen, der besonderer Energie bedarf; oft werden sie in Zusammenhang mit Malachit am Solarplexus angewendet, um bei der Auflösung übermäßiger Emotionalität mitzuwirken.

Goldener Topas, Rutil-Quarz und Citrin können auch am Scheitel-Chakra aufgelegt werden, wenn man vertiefte

Erkenntnis und Einsicht in die Verbindung der Seele mit dem Unendlichen und dem Sinn seiner Existenz gewinnen möchte.

Kapitel 15

Weitere heilkräftige Steine

Edelsteine

Jeder besonders wertvolle, schleifwürdige, transparente und nicht oder kaum getrübte Stein ist ein Edelstein. Die häufigsten Edelsteine sind Diamanten, Rubine, Saphire und Smaragde. Es kann jedoch jede Kristallbildung in einzelnen Exemplaren als Edelstein auftreten.
Eines der Charakteristika eines Edelsteines ist, daß er hart genug ist, geschliffen, facettiert und poliert zu werden (ab Härte 7). Mit Hilfe der Handwerkskunst und Technologie können Edelsteine zu einem Vermögenswert für Menschen werden, die sich gerne mit Kostbarkeiten schmücken. Edelsteine sind von einer dauerhaften Schönheit, die von Halbedelsteinen oder anderen Mineralien nicht übertroffen wird; sie verdanken das zum größten Teil dem Steinschneidekünstler, der aus rohem, unbearbeitetem und oft unansehnlichem Material schimmernde Juwelen machen kann.
Edelsteine sind gewöhnlich klein; ihr Wert wird nach Karat bemessen. Der Preis hängt vom Gewicht und von der Qualität des Steines ab. Weil sie so klein und teuer sind, gehören Edelsteine nicht immer zur Sammlung von heilenden Steinen. Sie können aber bei der Kristallbehandlung von größtem Wert sein. Da Edelsteine durch ihre geschliffenen Facetten soviel Licht reflektieren, wird die Aura mit ihnen durch einen besonders klaren Farbstrahl erleuchtet. Wenn man beispielsweise einen tief

indigoblauen Saphir auf das dritte Auge legt, hat das dieselbe durchdringende Wirkung, wie wenn man verschiedene Azurit-Knollen verwendet hätte. Rubine können, wenn man sie auf das zweite Energiezentrum auflegt, besser als alle anderen roten Steine sexuelle Lust stimulieren oder die schöpferischen Kräfte so aktivieren, daß man sie in andere Energiezentren überleiten kann. Das tiefe grüne Leuchten des Smaragds kann negative Energien in Strahlen von starker Heilkraft verwandeln, und der Diamant ist der einzige Stein, der, am Scheitel-Chakra angewendet, klare Quarzkristalle an Transparenz und Brillanz übertrifft.

Besonders edle Amethyste, Citrine, Topase, Turmaline und viele andere Steine verkörpern die Fähigkeit, Klarheit, Transparenz, Schönheit und Strahlkraft auszudrükken, und können als Edelsteine klassifiziert werden. Wenn man mit Edelsteinen arbeitet, hat man es mit einer sehr klaren Lichtkraft und einem hohen Maß an Reflexionsenergie zu tun. Deshalb wurden Edelsteine immer hochgeschätzt. Man nutzte in früheren Jahrhunderten ihre Kräfte bewußt, indem man Schmuck, Kronen oder Verzierungen mit ihnen gestaltete. Abgesehen von ihrer physischen Schönheit und dem ihnen eigenen Wert, sind diese besonders edlen Steine auch die Träger sehr klarer, starker Lichtstrahlen und haben die Fähigkeit, ihre Kräfte so zu kanalisieren, daß uns dadurch bei unserer Weiter- und Höherentwicklung geholfen werden kann.

Indigolith

Indigolith verkörpert den blauen Strahl des Friedens stärker als jeder andere Stein auf unserem Planeten. Der

Indigolith, der zur Turmalin-Familie gehört, hat eine hohe elektrische Ladung, da er Ströme positiver Energie durch seine langen, parallel verlaufenden Furchungen weiterleitet. Wenn man einen Turmalin fest reibt, entsteht natürliche Hitze, und die elektrische Ladung des Steines wird spürbar, da das eine Ende positiv geladen wird (die Spitze), während das entgegengesetzte Ende negativ geladen ist (die Basis). Diese natürliche Hitze kann durch den Kristall in jeden Bereich geleitet werden, in dem man eine friedvolle Atmosphäre verbreiten möchte.
Die Turmalin-Familie manifestiert sich in einer großen Vielfalt von Farben. Der Indigolith verkörpert das blaue Farbspektrum: vom lichtesten, zartesten Blaßblau zum tiefen Indigoblau. Lange, schlanke und sehr kraftvolle Indigolith-Stäbe vereinen in sich fast die ganze Farbskala von der tiefblauen Basis über Azurblau bis zur klaren, eisblauen Spitze. Diese Kristalle sind wahre Zauberstäbe. Durch sie kann mutiger, kraftvoller Frieden auf die Erde gelenkt werden. Diese Stäbe sind ein Geschenk und werden zu jenen Menschen finden, die bereit sind, in ihrem eigenen Leben friedfertig zu sein und bewußt die Kraft dieser Kristalle zu nutzen, um Ausgeglichenheit und Friedfertigkeit auf der Welt zu verbreiten. Indigolith-Stäbe können als Generatoren zur Kristallbehandlung der Aura benutzt werden; sie helfen bei der Auflösung geistiger Spannungen oder emotionaler Barrieren. Blaue Turmalin-Kristalle kann man bei der Kristallbehandlung in jedem Bereich verwenden, wo der dynamische und friedvolle blaue Farbstrahl erwünscht ist. Sie sind vor allem geeignet dafür, über dem Bereich des dritten Auges aufgelegt zu werden, wenn Ordnung in verworrene Gedanken gebracht werden soll, oder auf

dem Herz-Chakra, wenn ein aufgebrachtes oder trauriges Herz beruhigt werden soll. Da Blau die Farbe des Hals-Chakras ist, eignet sich der Indigolith auch vorzüglich, auf dieses Zentrum gelegt zu werden, um einen klaren verbalen Ausdruck zu fördern. Er ist darüber hinaus der Stein, der die höheren klanglichen Ausdrucksmöglichkeiten durch die Stimme fördert, und wird oft von Sängern, Vortragenden und Medien verwendet. Da Halsketten das Hals-Chakra berühren, kann man blauen Turmalin als Schmuck tragen, wenn man die Fähigkeiten des verbalen Ausdrucks dauerhaft aktivieren möchte.

Granat

In einer vielfältigen Farbskala von Smaragdgrün über Orange bis zum tiefsten Rot präsentiert sich Lady Granat. Granate sind meist kleine, schön facettierte Steine, die nicht allzuviel kosten. Gewöhnlich werden sie zu Schmuck verarbeitet; man kann sie aber auch sehr gut zu Kristallbehandlungen benutzen.

Die Farbskala dieses Steins wirkt auf die Bereiche zwischen dem Herzen und dem Chakra im Bereich der Geschlechtsorgane. Hier können Verspannungen entstehen, falls die schöpferische Vitalität des sexuellen Zentrums nicht in der Lage ist, entsprechend der emotionalen Spannung am Solarplexus zu zirkulieren. Wenn das geschieht, versiegt die schöpferische Energie, man fühlt sich lethargisch und nicht inspiriert. In diesen Fällen kann grüner Granat in Verbindung mit rotem Granat am Solarplexus aufgelegt werden, um heilende Energie und Vitalkraft zu vermitteln, durch die schöpferische Energie

von den emotionalen Zentren assimiliert und integriert wird.
Roter Granat ist am häufigsten zu finden; er verkörpert die reine energetische Kraft der Rottöne. Sie sind bei Kristallbehandlungen besonders am Sexual-Chakra geeignet, um Verjüngung und Regeneration herbeizuführen, die schöpferische Energie zu stärken und die Blutreinigung zu aktivieren. Sie können auch an allen anderen Chakras aufgelegt werden, um den kreativen Ausdruck des jeweiligen Energiezentrums zu stimulieren. Wenn beispielsweise rote Granate zusammen mit Amethyst auf das dritte Auge gelegt werden, kann man dadurch die schöpferische Energie der intuitiven Fähigkeiten aktivieren.
Trägt man Granat oder meditiert mit ihm, erhöht sich dadurch ebenfalls die kreative Energie, auch kann die sexuelle Lust aktiviert werden. Deshalb sind diese Steine sehr geeignet für Menschen, denen es schwerfällt, sich sexuell auszudrücken. Wenn man viel mit diesen Steinen umgeht, kann man lernen, die schöpferische Kraft des Sexual-Chakras unmittelbar in jedes andere Energiezentrum zu leiten und neue Erfahrungen mit seinen vielfältigen Ausdrucksmöglichkeiten zu machen.

Grüner Aventurin

Grüner Aventurin ist ein Quarzkristall, der den echten, reinen grünen Strahl reflektiert. Oft hat er kleine Glitzerpünktchen, durch die er besonders leuchtet und Freude ausstrahlt. Der grüne Aventurin ist einer der besten Steine für Kristallheilungen, wenn man ein verstörtes Herz besänftigen, Emotionen neutralisieren und dem

physischen Körper ein Gefühl des Gleichgewichtes und Wohlbefindens vermitteln möchte.
Man kann den grünen Aventurin im Grunde für jede Störung, ob sie nun geistig, emotional oder physisch ist, verwenden. Seine reine grüne Heilessenz kann jedes Problem durchdringen und mit seiner Schwingung jeden Seinsaspekt beruhigen und trösten. Da er ein Quarzkristall ist, hat er eine hohe dynamische Ladung, die eine Auflösung ungesunder Gedanken und Gefühle und der damit verbundenen physischen Probleme bewirken wird. Grüner Aventurin kann auf jeden Körperteil aufgelegt werden, der gestört oder aus dem Gleichgewicht geraten ist. Er reflektiert seinen grünen, heilenden Strahl in die Aura, kann aber auch unmittelbar auf den physischen Körper einwirken. In anstrengenden oder unruhigen Zeiten sollte man grüne Aventurine tragen oder mit sich führen, damit sie einem helfen, ausgeglichen und innerlich harmonisch zu bleiben. Wenn man einen Stein als Allesheiler bezeichnen kann, dann den grünen Aventurin, dessen dynamische Kraft besänftigt, ausgleicht und gesunden läßt.
Bei Kristallbehandlungen eignet er sich für den Bereich um das Herz-Chakra und den Solarplexus, wenn es darum geht, unterdrückte Emotionen zu neutralisieren. Er ist nicht, wie der Malachit, dazu da, Emotionen zutage treten zu lassen, sondern eher, jene Gefühle aufzulösen, die Verspannungen am Herzen oder Solarplexus bewirken. Deshalb ist es gut, ihn zusammen mit dem grünen Malachit zu verwenden, wenn man bewußt daran arbeitet, emotionale Stauungen, die vom Solarplexus-Bereich ausgehen, zu klären und aufzulösen. Malachit bringt an die Oberfläche, grüner Aventurin besänftigt. Der grüne Aventurin ist zudem ein guter Freund des Rosenquarzes,

denn beide tragen dazu bei, dem Herz-Chakra Heilung und Ausgleich angedeihen zu lassen.

Grüner Calcit, Goldcalcit

Der Calcit ist im allgemeinen ein im geistigen Bereich wirksamer Stein. Vor allem der grüne Calcit heilt den Geist und kann in jeder Situation benutzt werden, in der es einem darum geht, zu geistigem Gleichgewicht zu kommen. Grüner Calcit löst die oft starren Grenzen des Intellekts auf, wodurch das wahre innere Wissen zugänglich wird. Er ist vor allem gut für Kinder, die Schwierigkeiten haben, sich in der Schule klar auszudrücken. Hilfreich ist er auch für Menschen, die geistig verwirrt sind, oder für jemanden, der bewußt versucht, alte Einstellungen und Gedankenmuster neu zu programmieren.
Im Prozeß der Selbstheilung wird es oft notwendig, die eigenen Gedanken neu zu ordnen, um eine umfassendere Realität aufnehmen zu können. Der grüne Calcit kann in solchen Zeiten eine außerordentliche Hilfe sein, wenn es darum geht, überholte Denkmuster loszulassen und sich neuen Gedanken zuzuwenden. Oft können wir uns von dem, was uns vertraut ist, nicht losmachen und fühlen uns darin sicher, ganz ungeachtet dessen, ob es uns auch zuträglich ist. Grüner Calcit hilft mit seiner heilenden Kraft, das Alte loszulassen und sich dem Neuen zu öffnen. Es ist, als sage er zu den alten Wirklichkeitsformen: »Nun gut, ihr könnt Teil eines viel größeren Zusammenhangs werden, wenn ihr nur aufgebt, euch so wichtig zu nehmen.« Und es ist, als höre der Geist sehr gut zu, wenn der grüne Calcit spricht. Dieser Stein spricht die Sprache des Intellekts auf so einfühlsame Weise, daß Sie ihm vollkommen vertrauen können.

Calcit kann innerhalb des Legemusters bei Kristallbehandlungen sehr gut auf das dritte Auge oder an den Nacken gelegt werden, wenn man bewußt daran arbeitet, alte Gedankenmuster aufzugeben. Ebenso wirksam ist er im Bereich des Herz-Chakras, weil er die Kommunikation mit den Emotionen herstellt, die oft mit Gedankenmustern verbunden sind, und einem klarmacht, daß ein Loslassen dieser Emotionen eine Hingabe an eine höhere Kraft bedeutet. Man sollte den grünen Calcit tragen oder mit sich führen, wenn geistige Veränderungen in Gang sind. Er ist ein heilender Freund in Zeiten des Überganges und der Neuorientierung.
Wenn geistige oder emotionale Muster sehr starr und festgefahren sind, manifestieren sie sich als Krankheit im physischen Körper, meist in den Knochen und den entsprechenden Bändern, Knorpeln und Sehnen. Der grüne Calcit ist deshalb ein sehr guter Helfer bei der Behandlung von Arthritis, Sehnenentzündung, Rheumatismus oder anderen Knochenerkrankungen. Auch bei allen Sportverletzungen und Unfällen, bei denen Bänderrisse oder Zerrungen vorkommen, kann dieser Stein benutzt werden. Grüner Calcit ist ein wichtiger Partner für alle Chiropraktiker, weil er ihnen helfen kann, heilende Energie unmittelbar in das Knochengewebe zu leiten.
Wegen der kühlen, hellgrünen Schattierung, die der grüne Calcit reflektiert, kann er auch immer dort angewendet werden, wo ein Überschuß an roter Energie ein Ungleichgewicht schafft. Mit diesem Stein kann man Fieber dämpfen, Verbrennungen heilen und mit Zorn und Wut verbundene Symptome lindern. Wenn man einen grünen Calcit in die Nähe des gestörten Bereiches auf den Körper auflegt, während man sich geistig und visuell

darauf konzentriert, beim Einatmen Heilenergie in diesen Bereich fließen zu lassen und beim Ausatmen Streß, Schmerz und Verspannung loszulassen, können geradezu Wunderheilungen geschehen. Es ist wichtig, daß man die Behandlung mindestens viermal am Tag für jeweils fünfzehn Minuten wiederholt, um einen Erfolg und eine dauerhafte Wirkung zu garantieren. Ebenso wichtig ist es, den Stein nach jeder Sitzung zu reinigen und ihn zum Wiederaufladen auf eine klare Quarz-Druse zu legen.
Ein wichtiger Partner aus der gleichen Familie, der nicht vergessen werden darf, ist der Goldcalcit. Auch dieser Stein tut vor allem im geistigen Bereich seine Wirkung; er hat die Kraft, die höchsten geistigen Fähigkeiten aus dem Scheitel-Chakra in den physischen Körper zu leiten, damit sie sich dort manifestieren können, wenn man ihn bei Kristallbehandlungen auf das Nabelzentrum legt. Man kann ihn aber auch am Scheitel-Chakra selbst auflegen, um die höheren Frequenzen der Gedankenkraft zu stimulieren und sie so zum schöpferischen Ausdruck zu bringen. Goldcalcit ist zudem ein sehr guter Stein zum Meditieren, man kann ihn aber auch tragen oder mit sich führen, wenn man geistig wach und scharfsinnig sein und seine höheren mentalen Fähigkeiten nutzen möchte.

Tigerauge

Das Tigerauge ist einer der faszinierendsten Steine der Quarzfamilie; seine Farbe variiert von hellem bis zu dunklem Braun mit goldgelben Glanzlichtern. Da er zu den Quarzen gehört, zeichnet sich das Tigerauge durch

eine hohe Schwingungsfrequenz aus, die Tiefgründigkeit des dunkelbraunen Strahls jedoch verwurzelt diese Energie tief in der Erde.
Im Tigerauge verbinden sich zwei Kräfte. Die Tiefe des braunen Hintergrundes verkörpert den Reichtum der Erde, der fein durchzogen ist mit dem goldenen Strahl des Scheitel-Chakras. Durch diese Kräfteverbindung eignet sich das Tigerauge dazu, am Nabelzentrum aufgelegt zu werden, um das erhöhte Bewußtsein des obersten Chakras in die physische Realität zu integrieren. Wenn das Tigerauge innerhalb eines Legemusters auf den Nabel placiert wird, kann man ein unmittelbares Einströmen höherer Energie in den Körper wahrnehmen, was ein allgemeines Gefühl des Wohlbefindens schafft. Der seidige Goldglanz, den dieser Stein reflektiert, symbolisiert persönliche Stärke, Integrität, die Fähigkeit, Himmlisches auf die Erde herabzuholen. Das Auge des Tigers kann die illusionären Begrenzungen der Gesetze, die auf der irdischen Ebene gelten, durchschauen und eine geheimnisvolle geistige Größe in sie hineinstrahlen lassen. Das Tigerauge kann die Kraft verleihen, Gott in jeder materiellen Form zu sehen, während er uns zugleich hilft, unsere Willenskraft zu entwickeln.
Ich habe diesen Stein zu respektieren und zu schätzen gelernt, und ich glaube, daß es Ihnen ebenso gehen wird. Das Tigerauge kann es als einer der wichtigsten Nabel-Chakra-Steine mit dem Citrin und dem goldenen Topas aufnehmen, wirkt aber noch stärker erdend. Es ist ein Stein, der sich besonders gut für Menschen eignet, die zu flatterhaft oder lebensfremd sind oder sich nicht in der Lage sehen, ihren Willen wirklich zum Handeln werden zu lassen.

Falkenauge

Ein guter Freund des Tigerauges und ebenso ein Quarzkristall ist das Falkenauge. Während das Tigerauge goldgelb leuchtet, kontrastieren beim Falkenauge Graublau und Blaugrün gegen ein dunkles Schwarzblau. Diese Steine wirken besonders faszinierend, sobald sie vom Sonnenlicht bestrahlt werden, da ihre Farben, wenn man den Kristall dreht, sich brechen und verschieden schimmern. Wegen dieses Farbschillerns ist das Falkenauge ein beliebter Schmuck- und Ornamentstein.

Das Falkenauge ist einer der hervorragendsten Steine für das Wurzel-Chakra. Er wird einem sehr dabei helfen, die Probleme des Alltagslebens im richtigen Licht zu sehen. Placiert man ihn im Legemuster am Wurzel-Chakra in der Leistengegend, trägt ihn oder meditiert mit ihm, so wird er die physische Realität mit tiefem Frieden und heilender Energie erfüllen. Es ist einer der besten Steine zur Bearbeitung negativer Muster, die sich in physischer Krankheit manifestieren, da er dem Körper unmittelbar einen friedvollen, heilenden Strahl zukommen läßt.

Als Symbol des Raubvogelauges repräsentiert dieser Stein die Fähigkeit, die Erde und alle physischen Erscheinungen so zu sehen, als schaue man aus großer Höhe auf sie herab. Falken wurden seit alters als Botschafter der Götter betrachtet. Dieser Stein kann helfen, Einsicht in das Wirken der dreidimensionalen Existenz zu gewinnen, er kann das Verständnis für die Weltzusammenhänge erleichtern und uns in die Lage versetzen, bewußt mit den irdischen Gesetzen zu arbeiten, um unsere persönlichen Ziele zu verwirklichen. Wird das Falkenauge auf das dritte Auge gelegt, verleiht es dem menschlichen Geist den Überblick, der notwendig ist, um das Leben aus einer erweiterten Perspektive wahrzunehmen. Als einer der schönsten dunklen Steine bringt uns das Falkenauge in einer Weise auf den »Boden der Tatsachen«, der man sich gerne fügt. Wenn beide Kristalle zusammenarbeiten, können Falken- und Tigerauge dazu beitragen, eine dynamische Erfahrung von Himmlischem auf der Erde zu ermöglichen.

Herkimer-Diamanten

Welch leuchtende Sonnenstrahlen! Welch herrlicher Schliff und Glanz! Herkimer-Diamanten reflektieren das Licht von ihren vielen Prismen und sind die herrlichsten Exemplare mit natürlich gewachsenen Enden. Herkimer-Diamanten sind Quarz-Kristalle, die nur in Herkimer, New York, abgebaut werden. Oft sehen sie aus wie zweiendige Quarzkristalle, sie haben aber oft nicht nur zwei, sondern sogar drei oder vier Enden. Aus ihren Seiten wachsen oft noch viele kleine Diamanten, und selten haben sie eine Fläche, die kein Prisma aufweist. Durch diese Form sind sie von einer besonders dynamischen Kraft erfüllt.
Herkimer-Diamanten gehören bei Kristallbehandlungen zu den besten Steinen, um emotionale Spannungen aufzulösen. Legt man sie zwischen zwei Chakras auf, verhelfen sie zu einem ungehinderten Energiefluß zwischen beiden Zentren. Deshalb ist es sehr gut, Herkimer-Diamanten zusammen mit Malachiten im Solarplexus-Bereich aufzulegen. Der Malachit wird die unterdrückten Emotionen ins Bewußtsein treten lassen, die Diamanten werden sie auflösen und zum Verschwinden bringen.
Herkimer-Diamanten eignen sich besonders dann zum

Tragen, wenn man das Gefühl hat, einen kleinen zusätzlichen Energieschub brauchen zu können. Sie werden oft sehr schön zu Schmuck verarbeitet und können jeden Ort, an dem sie placiert werden, zum Leuchten bringen. Man hat herausgefunden, daß es gut ist, sie unter das Kopfkissen zu legen, um bewußt außersinnliche Wahrnehmungen herbeizuführen oder um sich genauer an seine Träume erinnern zu können. Herkimer-Diamanten sind wirklich etwas Besonderes. Sie strahlen ein Glücksgefühl aus, das sich auf uns überträgt.

Opal

Der Opal ist ein sehr geheimnisvoller und faszinierender Stein mit einer irisierenden Skala von Regenbogenfarben, deren Spiel sich immer verändert, je nachdem, aus welchem Winkel man ihn betrachtet. Dieses Phänomen des Opalisierens ist einer der Gründe, warum Madame Opal nie so recht greifbar ist. Nie weiß man wirklich, wen man vor sich hat, weil sie sich immer wieder verändert. Man kann Madame Opal nur durch ihre wechselhaften Lichtschattierungen und Farbeffekte bewundern, mit denen sie unsere Sinne betört.

Durch ihren Wassergehalt wirken Opale immer auf unsere Emotionen, wenn wir sie tragen oder mit ihnen meditieren. Es ist ein Stein, mit dem nur die Menschen erfolgreich arbeiten können, deren Gefühle ausgeglichen sind. Anderenfalls verstärkt der Opal den jeweils herrschenden emotionalen Zustand noch mehr. Dieser einzigartige Stein ist ein Spiegel für den menschlichen Emotionalkörper, und das Bild, das er zurückwirft, läßt uns verstärkt sehen, was in uns lebt. Wenn jemand ärgerlich oder aufgeregt ist, wird der Opal die negative Kraft der roten Energie erhöhen. Ist jemand deprimiert oder unsicher, kann der Stein dieses Gefühl noch vertiefen. Bei einem sicheren, ausgeglichenen und friedvollen Menschen aber wird der Opal diese Ausstrahlung verstärken.

Da Opale bis zu dreißig Prozent Wasser enthalten, muß man sehr vorsichtig im Umgang mit diesen Steinen sein. In trockener Umgebung verlieren sie ihr Wasser durch Verdunstung und damit auch ihren opalisierenden Schimmer. Ihr Alterungsprozeß wird vermieden und ihr Opalisieren erhöht, wenn man die Steine in feuchter Watte oder auf einer Quarz-Druse aufbewahrt. Man sollte sie nie in der Nähe einer Wärmequelle liegenlassen, da sonst die für sie so notwendige Feuchtigkeit verdampfen könnte. Ohne dieses Wasser und ohne ihre lebhaften Emotionen verliert Madame Opal ihre dynamische Farbigkeit und ihre Lebenskraft.

Opale sind entfernte Verwandte der Quarzfamilie und werden in drei Hauptgruppen unterteilt: opalisierende Edelopale, Feueropale und gemeine Opale. Edelopale sind meist weiß oder milchig und von farbiger Masse durchzogen. Es gibt auch edle Exemplare in Dunkelblau, Dunkelgrün, dunklen Grautönen und ganz selten in Schwarz. Feueropale haben ihren Namen von ihrer orangefarbenen Tönung und sind gewöhnlich milchig und nicht durchsichtig, selten opalisierend. Feueropale sollten nicht von Menschen getragen werden, die dazu neigen, ihren Ärger zu unterdrücken, oder die zu übertriebener Lebhaftigkeit tendieren, da der Opal diese Energien noch intensiviert. Gewöhnliche Opale sind meist undurchsichtig, ohne dynamische Farbspiele und können milchigweiß bis gelbbraun sein.

Opale werden bei Kristallbehandlungen meist nicht benutzt, außer, der Betreffende möchte einen emotionalen Zustand intensivieren. Sehr erfolgreich können sie bei Menschen angewendet werden, die genau wissen, daß alle emotionalen Veränderungen, die sich ergeben, durch den Opal beträchtlich verstärkt werden. Madame Opal ist sehr sensibel für jede Belastung, der wir unterliegen, und kann ebenso launisch sein wie wir. Können wir unseren Emotionalkörper jedoch stabilisieren, wird das Wasser des Opals das liebevolle Licht des Herzens klar widerspiegeln. Man kann Opale deshalb ganz bewußt tragen, wenn einem eine Verstärkung freudiger und überschwenglicher Gefühle willkommen ist. Madame Opal wird Ihnen eine Freundin sein, sobald Sie sich selbst wohlwollend gegenüberstehen.

Kapitel 16

Nehmen Sie es nicht so tragisch!

Perspektiven

Jeder Mensch hat seine persönlichen Lebensanschauungen und Perspektiven. Persönliche Ansichten entwickeln sich aus Erfahrungen, die zu bestimmten Überzeugungen und Vorstellungen über das Leben geführt haben. Unsere persönliche Wirklichkeit wurde zudem in hohem Maß von der Gesellschaft, von Institutionen, Religionen und formalen elterlichen Denkstrukturen geprägt, denen wir in der Zeit des Heranwachsens ausgesetzt waren und die unser Denken programmiert haben. Unsere Vorstellungen vom Leben und von der Realität sind aber nicht immer wahr und ermöglichen es uns nicht immer, unser Potential zu entfalten. So bleiben wir oft in festgefahrenen Gedanken, Einstellungen und Überzeugungen stecken, die unsere schöpferischen Ausdrucksmöglichkeiten und ein erweitertes Denken hemmen. Wenn wir die von den Kristallen ausgehenden Lichtkräfte im täglichen Umgang und zu Meditationen nutzen, können wir erhärtete Gedankenformen und Muster auflösen, durch die geistige Stagnation, emotionale Einengung und physisches Unwohlsein oder Krankheit entstehen.

Es geschah oft in der Geschichte der Menschheit, daß die große Masse ihre Wahrnehmung der Wirklichkeit auf eine Unwahrheit gründete. Die ganze Menschheit glaubte früher, die Erde sei eine Scheibe. Man war allge-

mein der Überzeugung, daß die Erde das Zentrum des Universums sei und die Sonne und alle Sterne sich um die Erde drehten. Diese Wirklichkeitsvorstellungen beherrschten die Menschen jahrhundertelang, bis mutige Einzelgänger es wagten, die allgemeingültigen Maßstäbe ihrer Zeit außer Kraft zu setzen und die Wirklichkeit von einer umfassenderen Perspektive aus zu sehen. Aber selbst angesichts handfester Beweise fiel es der Masse der Menschen schwer, ihr Glaubenssystem zu ändern und die neue Welt- und Wirklichkeitserkenntnis anzunehmen. Was solche geistigen Veränderungen (auch die Veränderung unserer persönlichen Überzeugungen) so schwer macht, ist die Tatsache, daß wir gewöhnlich am ehesten bereit sind, Vorstellungen zu akzeptieren, die unser Identitätsgefühl auf irgendeine Weise bestätigen. Die Wahrheit hat oft etwas Demütigendes. Es fiel damals schwer, sich an den Gedanken zu gewöhnen, daß unsere Erde nicht das Zentrum des Universums ist, sondern ein kleiner Planet am Rande der großen Galaxis, ebenso wie es uns heute schwerfällt zu akzeptieren, daß unser jetziges nur persönliches Ich- oder Selbstgefühl mit unserem letzten Atemzug aufhören könnte zu existieren.
Auch noch heute ist der Gruppengeist von vielen überholten Glaubenssystemen beherrscht, die das Licht der Wahrheit verdüstern. Eine dieser Vorstellungen ist die, daß die Seele durch die Sünde an die Erde gebunden sei. Daraus entstehen eine alles beherrschende Angst und ein Schuldgefühl, die zu den machtvollsten Kontroll- und Manipulationsmechanismen der dogmatischen Religionen gehören. Eine weitere Vorstellung, die wir übernommen haben, besagt, wir seien sehr eingeschränkt in der Möglichkeit, uns von medizinisch diagnostizierten, unheilbaren Krankheiten selbst zu heilen.

Wenn wir diese Auffassung akzeptieren, kann der Gedanke Wirklichkeit werden. Unsere Neigung, solche Ansichten als gegeben hinzunehmen, kann uns soviel Kraft und Selbstvertrauen rauben, daß wir in Umständen hilflos werden, die uns sonst als Herausforderungen und Anstöße zur Weiterentwicklung dienen könnten.
Eines der zerstörerischsten Konzepte, die wir übernommen haben, ist unser Gefühl der Isoliertheit. Wir sehen Nationen, Menschen, Kulturen, Länder und Individuen immer getrennt voneinander. Wir sehen uns selbst als isoliert von den außerirdischen Kräften und die Erde getrennt vom übrigen Universum. Dem zugrunde liegt das einsame Gefühl, von uns selbst ebenso wie von einer bewußten Verbindung zu unserer eigenen Quelle des Lichtes getrennt zu sein. Wenn wir beginnen, uns mit dem Licht zu identifizieren, dem gemeinsamen Nenner der manifesten wie der nichtmanifesten Schöpfung, werden wir zu der Erkenntnis gelangen: In Wirklichkeit ist nichts voneinander getrennt. Wir werden das Gefühl der Einheit wahrnehmen, welches von der Erkenntnis herrührt, daß aus allen scheinbar individuellen, vereinzelten Formen dasselbe Licht leuchtet. Dadurch werden wir von dem Gefühl der Vereinzelung frei werden und können eine Welt schaffen, die keine Begrenzung für die Liebe schafft, eine Welt, die bewußt eins ist in dem Licht und mit dem Licht, das alles Sein umfaßt.

Ursprünge

Die am meisten verbreitete Schöpfungsvorstellung war die christliche Theorie, Gott habe die Welt und alle Dinge in sieben Tagen erschaffen. Die Darwinsche Evo-

lutionstheorie löste diesen Glauben allmählich ab. Inzwischen aber gewinnt die Vorstellung immer mehr Anhänger, daß wir von höheren Lebensformen, die vor Millionen Jahren unsere Erde besuchten, hervorgebracht, ja programmiert wurden. Dieser Gedanke scheint in den Köpfen und Herzen jener Menschen überall auf der Welt, die einen tieferen Zusammenhang unseres Daseins mit dem weiten Weltall erahnen, allmählich immer größeren Raum einzunehmen.
Es wächst allenthalben der Glaube, die Menschheit sei himmlischen Ursprungs und habe ein göttliches Erbe übernommen von ihren Vorvätern, die einer hochentwickelten Spezies angehörten. Öffnen wir uns seelisch und geistig für die Möglichkeit, daß unsere himmlischen Vorfahren aus der sechsten Dimension nahe der großen zentralen Sonne im Innersten unserer Galaxis entstammen. Stellen wir uns vor, wie sie vor Urzeiten die Gesetze der Zeitreisen und Raumfahrten beherrschten und ihren Samen in die Weite der Sterne verteilten, in die Welten, die sich um sie drehten; so weit, daß sie sogar einen kleinen Stern namens Sonne erreichten, so weit, daß sie unsere Erde erreichten. Sie könnten Sirius zum Umsteigen in die dritte Dimension und Venus als Pforte zu unserem Sonnensystem benutzt haben. Wir sollten uns vorstellen, welche Möglichkeiten darin liegen, daß wir jetzt beginnen können, bewußt durch unsere Gedanken mit ihnen zu kommunizieren. Wir sollten uns vorstellen, wie wir eine Brücke aus Licht und Liebe bauen von unserer Erde, die jetzt in der Wirklichkeit der dritten Dimension existiert, weit weg von der Quelle des Lichtes der großen zentralen Sonne, um uns mit jenen Wesen zu verbinden, die gerade in dieser Zeit unsere Gedanken in der sechsten Dimension erwarten. Sehen wir die Brücke

aus Licht, die uns mit ihnen verbindet und die alles mit der Quelle im Zentrum in Einklang bringt, die ein einheitliches Bewußtsein in allen Bereichen, Dimensionen und Existenzen schafft.
Unsere Wirklichkeit ist diejenige, die wir dafür halten. Laßt uns schöpferisch sein, laßt uns spielerisch sein, laßt uns unsere Phantasie und Kreativität nutzen, unsere Gedanken und Begriffe so erweitern, daß wir das Unvorstellbare und das Unbegreifliche einbeziehen. Die letzte Wahrheit wird immer noch größer und seltsamer sein.
Wenn diese Bewußtseinsveränderung in Gang kommt, wird es uns möglich sein, uns der interstellaren Schwingungen (und Wesen) bewußt zu werden und höhere und feinere Frequenzen in unsere feinstofflichen Körper zu integrieren, um dadurch bisher ungeahnte physische Realitäten manifestieren zu können. Die Arbeit mit Meister-Kristallen kann diesen Prozeß der interdimensionalen Kommunikation erleichtern und Perspektiven eröffnen, wir wir unsere menschlichen Potentiale umfassender leben können.

Grundlegende Veränderungen

Im Prozeß der Bewußtseinsentwicklung lernen wir aus unseren Erfahrungen. Es ist eine Zeit gekommen, in der nur die persönliche Erfahrung der Seele und »Gottes« noch Geltung hat. Aus dem Zeitalter des Glaubens ist das goldene Zeitalter des Wissens hervorgegangen. Nur unsere eigenen, einzigartigen individuellen Erfahrungen können uns helfen, Erleuchtete zu werden und die Illusionen zu verlieren, die unser Bewußtsein an die Unwissenheit der irdischen Ebene binden.

Die Zeit ist gekommen, in der es in der Verantwortung jedes einzelnen Wesens auf dieser Erde liegt, sich ganz dem Prozeß der Initiation solcher Erfahrungen im eigenen Inneren zu widmen. Jetzt ist der Augenblick da, in dem wir Zeit und Raum dafür schaffen müssen, in uns zu gehen und den wahren Sinn des Daseins, unseres Seins zu erspüren. Der Augenblick ist gekommen, die Augen zu schließen, nach innen zu schauen, um zu sehen, wer man wirklich ist – um die tiefste, wahrste und reinste Essenz, das Wesensinnere, zu erkennen.
Die Energien sind jetzt da, nun ist es möglich, aus der Quelle der Unendlichkeit in unserem eigenen Inneren zu schöpfen, sich an sie zu wenden, sich mit ihr zu identifizieren, ihr in unserem Leben Raum zu geben, sie zu manifestieren. Die Menschheit hat Tausende von Jahren und Hunderte von Leben gebraucht, um für solch eine tiefgreifende Veränderung bereit zu sein. Jeder kann sie erleben.
Es wird schon ein wenig Mühe kosten, und wir werden Mut brauchen, um über die persönlichen Identifikationen hinauszublicken, die uns unser Leben lang Sicherheit verliehen haben. Es wird der Aufrichtigkeit und einer bewußten Entscheidung bedürfen, all den Groll, die Sorgen, die Eifersüchteleien, die Schuldgefühle und Schmerzen, die unser Herz belasten, loszulassen. Besonders aber brauchen wir die Bereitschaft, uns von allem zu lösen, was war, um das zuzulassen, was sich entwikkeln möchte. Es braucht Vertrauen und Glauben, um tief in den schwarzen Abgrund unserer Herzens- und Seelenängste zu tauchen und darauf zu vertrauen, daß man nicht dort enden, sondern im klaren Licht angelangen wird. Die Zeit dafür ist gekommen. Es ist möglich, jetzt, in diesem Augenblick.

Nie zuvor im Laufe der menschlichen Geschichte war für so viele Menschen die Möglichkeit so groß, ihr Bewußtsein zu erweitern und die Wirklichkeit ihres eigenen Daseins zu begreifen. Wenn jeder einzelne sich diesem Entwicklungsprozeß widmet, wird die Energie wachsen, und der Weg für all jene, die nachfolgen, ist geebnet. Es wird sein wie mit dem Schneeball, der zur Lawine anwächst. Viele Menschen überall auf der Welt, die nicht mit den Möglichkeiten, frei zu sein und sich zu entwikkeln, gesegnet waren wie wir, werden uns schließlich folgen. Im Laufe dieses Entwicklungsprozesses wird es sein, als erwachten wir aus einem tiefen, unbewußten Schlaf und begännen das Leben mit völlig neuen Augen zu sehen. In dem Maß, wie wir uns zu uns selbst hin entwickeln, werden wir das Licht, das wir in uns selbst ehren, auch aus den Augen der anderen leuchten sehen. Die Liebe wird strömen, der Friede wird wachsen, und die Welt wird auf einer höheren Frequenz schwingen; der Traum, die Vision, die wir alle im tiefsten Inneren unseres Herzens tragen, wird lebendige Realität werden. Wir werden eins werden, jeder ein einzigartiges Individuum, aber alle umfangen von einer Quelle, alle dasselbe Licht reflektierend, in einer unendlichen Vielfalt der Farben.

Uns allen ist die Freiheit geschenkt, uns zu entscheiden, die Möglichkeit, unseren Weg selbst zu wählen. Diese ganz und gar individualisierte Freiheit ist die ursprünglichste, vitalste Kraft, die jeder von uns zur Verfügung hat, um zum Frieden in der Welt beizutragen. Laßt uns, jeder für sich, beschließen, daß wir lernen wollen, mit uns selbst in Frieden zu leben und auf keine Weise mehr zu feindseligen Gedanken, Gefühlen, Gesprächen oder Handlungen beizutragen. Entscheiden wir uns für den

Frieden, entscheiden wir uns für die Liebe. Es liegt bei uns. Es ist unser gottgegebenes Recht, diese Wahl zu treffen. Durch sie werden wir mit der göttlichen Quelle eins. Diese Entscheidung wird uns mit solcher Kraft erfüllen und unserem Leben so viel Sinn geben, wie wir uns das jetzt noch gar nicht vorstellen können. Jeder von uns hat die Wahl. Wir können über unser Schicksal und den Fortgang der Geschichte auf diesem Planeten entscheiden. Uns wurde die kostbarste Gabe des Universums verliehen: die Entscheidungsfreiheit. Wir können Frieden statt Streit wählen, Liebe statt Eifersucht, Vergebung statt Zorn, Einsicht statt Schuldgefühl, Freude statt Sorge und Glück statt Unzufriedenheit. Entscheiden wir uns jetzt, festigen wir diese Entscheidung mit jedem Atemzug. Setzen wir sie in die Tat um, empfangen wir unser göttliches Erbe. Tauchen wir ein in die unendliche Quelle des Lichtes in unserem Innersten, und seien wir die, die wir wirklich sind, gestalten wir unsere Welt nach unseren Visionen.

Weiterentwicklung

Irgendwo tief verborgen in unserem genetischen Gedächtnis liegt das Wissen über das Universum und über Welten, in denen das Leben frei ist von der Illusion von Raum und Zeit. Ebenso wie wir darauf programmiert wurden, im richtigen Augenblick zu erwachen, sollten wir nun immer bewußter werden. Wir sind zu weit höheren Zielen geschaffen, als wir uns bisher vorstellen konnten. Wir müssen jetzt zu neuer Erkenntnis gelangen und die Kreisläufe der Gedankenmuster und flüchtigen Emotionen durchbrechen, die uns an die Illusion und

die Verwirrungen der tiefen geistigen Ebenen binden. Lassen wir los, werden wir frei, stimmen wir uns ein, und betreten wir die Wirklichkeit des wahren Seins, die uns inneren Frieden schenken wird. Die Zeit ist gekommen, zur Wahrheit unserer eigenen Identität zu erwachen, die in unsere Gene tief eingeschrieben ist. Wir sind alle eines Geistes, und dieser Geist ist die vereinende Kraft, die unsere Erde grundlegend verändern kann und wird, wenn wir uns dieser Kraft nur überlassen. So vieles wartet auf uns, soviel mehr ist für uns erreichbar, wenn wir uns nur erst im Geiste vereinen und einer gemeinsamen Sache verschreiben. Unser Sonnensystem ist nur unser Vorgarten, die Milchstraße unsere nächste Nachbarschaft und die physische Ebene unsere Schule. Laßt uns reisen! Laßt uns unser Erbe antreten und aus unserer geliebten Erde den Garten machen, der zu werden sie verdient; dann laßt uns von dieser heimatlichen Umgebung aus die Fühler weiter ausstrecken, als wir uns das jetzt vorstellen können. Zunächst brauchen wir die Bereitschaft, dann entschlossenes Bemühen, und schließlich wird uns alles gelingen.
Wir sollten unsere Kristalle benutzen, um unser Bewußtsein auf die kosmische Harmonie einzustimmen, die sie verkörpern. Laßt uns mit ihnen arbeiten, laßt sie für uns arbeiten. Laßt es zu, daß ihre Lichtkräfte unsere Aura reinigen, damit wir in unserem Leben das manifestieren können, was wir brauchen, um unsere höchsten Möglichkeiten, um unser Schicksal zu erfüllen. Die Kraft der Kristalle steht uns jetzt im Übermaß zur Verfügung, sie will uns dienen und unsere individuelle Identität in ein großes Ganzes zu integrieren helfen.
Eine starke Lichtkraft bewegt sich auf unseren Planeten zu, jetzt, da die Wesenheit Erde versucht, sich mit der

großen Sonne im Mittelpunkt unserer Galaxis in Einklang zu bringen. Wenn die Schwingungsfrequenzen höher werden, wird jedes lebende Wesen davon betroffen sein. Nichts ist davon unberührt. Es gibt außerirdische und exkarnierte Kräfte, die die Assimilation dieser Lichtkraft an die Herzen und Köpfe der Menschen überall auf der Welt überwachen und unterstützen. Die Fähigkeit, überholte Überzeugungen und alte Programmierungen aufzugeben, die diesem Licht nicht mehr dienen können, ist der Schlüssel zum Einswerden mit diesen neuen, uns zur Verfügung stehenden Kräften. Die Menschen, die nicht bereit sind, Egostrukturen fallenzulassen, die nur ihren persönlichen Zwecken dienen, werden in dieser Zeit, in der die Energie stark anwächst, Schwierigkeiten haben. Sie werden in dieser Phase besonderer Hilfe und vieler Gebete bedürfen.

Es ist eine Zeit, in der wir persönliche Verantwortung übernehmen müssen. Es ist eine Zeit, die Mut erfordert – den Mut, uns unseren eigenen Ängsten zu stellen und unsere eigenen Drachen der Finsternis zu besiegen. Es ist eine Zeit, in der wir einander stützen müssen, um uns entwickeln zu können, in der wir den Geist der Liebe in jeder Art von Beziehung neu entzünden sollten und damit bei uns selbst, für uns selbst, beginnen müssen. Es ist eine Zeit, in der das Licht des Regenbogens von jedem einzelnen genutzt werden kann. Alle Facetten unseres Lebens, alle Chakras, alle Aspekte können ins Gleichgewicht kommen, wenn wir im tiefsten, heiligsten Inneren unserer Herzen bereit sind, uns dem Licht hinzugeben.

So oft erleben wir die Gefangenschaft in der Enge unseres Lebens, fühlen uns gefesselt von dem, was auf dieser Erde geschieht. Es ist, als konzentrierten wir unsere kostbare schöpferische Energie auf das Fixieren und Bestätigen einer Realität, die aus ganz fremden Quellen in unser Bewußtsein einprogrammiert wurde. In dieser eingeengten Sicht erscheinen uns Welt und Leben oft düster und bedrückend; und in dem Maß, wie wir diese Sicht gedanklich akzeptieren, bleibt die Düsternis vorherrschend, ja sie verstärkt sich noch.
Stellen wir uns einen Augenblick lang vor, das Leben bestehe nicht nur aus Krieg, nicht nur aus Menschen und Nationen, die miteinander in Streit liegen. Stellen wir uns statt dessen ein ganz anderes Bild vor Augen, und legen wir unsere ganze schöpferische Energie in dieses Bild. Eine unendliche Vielfalt von Farben steht uns zur Verfügung. Was werden wir uns ausdenken? Wie stellen wir uns die Welt vor, persönlich, zwischenmenschlich, sozial, kommunal und planetarisch? Verbinden Sie sich mit dem Bewußtsein Tausender von Menschen, die das gleiche denken, und stellen Sie sich Frieden vor, reinen Frieden … zunächst in uns selbst. Das bedeutet, all der alte Groll, alle Eifersüchteleien, alle Verletzungen, Schuldgefühle, Sorgen, Ängste oder Schmerzen müssen losgelassen werden. Atmen Sie sie jetzt aus, und wenn Sie danach einatmen, nehmen Sie Ihr persönliches Bild vom Frieden in Ihr Herz auf, atmen Sie wieder aus, und werden Sie von allem frei, was Sie in Ihrem Innersten daran hindert, den persönlichen Frieden vollständig zu erfahren. Lassen Sie es zu, mit ihrer eigenen Quelle des Friedens, der Kraft und der Liebe in Einklang zu kom-

men, finden Sie all das zuerst für sich. Fühlen Sie es, schaffen Sie es, werden Sie es.

Nun lassen Sie dieses Gefühl des Friedens auch in Ihre Gedanken an alle Menschen fließen, die Ihnen nahe sind, und lösen Sie sich von allen Spannungen, die zwischen Ihnen bestehen mögen. Atmen Sie wieder aus, lassen Sie los. Atmen Sie ein, und stellen Sie sich alle Menschen, die Sie lieben (und die Sie lieben wollen), umhüllt von dem Frieden vor, den Sie in sich spüren. Erweitern Sie diesen Gedanken, und schließen Sie alle Menschen ein, die an Ihrem Ort wohnen, und nun die ganze Nation, die ganze Welt. Lassen Sie die Vision noch weiter werden, und sehen Sie unsere Erde im friedlichen Verhältnis zum Mond, zu den anderen Planeten unseres Sonnensystems, zur Sonne. Nehmen Sie einen Ihrer liebsten Kristalle zur Hand, und lassen Sie sich durch den Frieden, den er ausstrahlt, mit der großen Sonne in der Mitte der Galaxis verbinden, die Licht, Leben und Liebe ins Universum ausstrahlt. Bleiben Sie einen Augenblick dort im Zentrum, und spüren Sie, wer Sie außerhalb Ihrer physischen Existenz hier auf der Erde sind. Stimmen Sie Ihre Seele auf die großen kosmischen Kräfte ein, von denen Sie geschaffen wurden.

Betrachten Sie nun aus dieser Perspektive Ihr Leben hier auf der Erde. Müssen Sie es wirklich so tragisch nehmen? Sind all diese Kleinigkeiten wirklich so wichtig? Hängt Ihr persönliches Gleichgewicht von den dauernden Veränderungen auf diesem Planeten ab? Nein. Sie haben jeden Augenblick die Wahl, sich für den Frieden, für die Liebe, für den Einklang zu entscheiden – und dafür, daß Sie das Licht, das Ihnen zufließt, auch ausstrahlen.

Nun nehmen Sie sich einen Augenblick Zeit, um Kopf und Herz mit jemandem zu verbinden, der sich in demselben Augenblick auf das Licht konzentriert. Lassen Sie das Licht kräftiger strahlen. Schaffen Sie eine Kettenreaktion, die so stark ist, daß alles Schwächere überflutet wird von diesem Licht, das die dunkleren Energien in seinem Leuchten auflösen kann. Verbinden Sie Ihr eigenes Licht mit all jenen Seelen, die in einem Körper oder außerhalb eines Körpers auf der Erde oder jenseits der Erde leben und die sich dem Strahlen und Wirken des Lichtes verschrieben haben.

Wenn Sie sich niedergedrückt fühlen oder die Emotionen wie Wellen über Ihnen zusammenschlagen, dann wenden Sie sich an das Licht in Ihrem Inneren. Rufen Sie es an! Bitten Sie es, sich zu zeigen und Ihnen zu helfen. Identifizieren Sie sich mit ihm, kanalisieren Sie es, um Gleichgewicht in jede Lebenssituation zu bringen. Es ist die stärkste verwandelnde Kraft im Universum, eine Kraft, auf die Sie sich immer verlassen können.

Gebt der Erde das Erbe, das sie verdient hat. Laßt uns unsere alchimistischen Fähigkeiten nutzen und sie wieder in den Garten verwandeln, der sie einmal war, sie zurückführen zur reinen Idee von Frieden und Harmonie. Beginnen wir! Es wird gelingen!

Bald dämmert es, bald geht die Sonne über dem heiligen Berg Taos auf, schon ist der erste Hauch von Gold und Rot am östlichen Horizont zu erahnen. Ich muß dieses Kapitel und dieses Buch nun beenden, auch wenn ich noch mehr zu sagen hätte. Ich werde es mir für später aufsparen. Ich fühle, daß dies jetzt genug ist, und wenn alles verarbeitet ist, wird es noch mehr geben, was wir aufzunehmen haben. Möge das, was dieses Buch enthält, Ihnen persönlich, Ihren zwischenmenschlichen Beziehungen, Ihrer beruflichen Arbeit und unserem ganzen Planeten dienen.

In Liebe

Dank

Ich danke Linda Bauer für ihr liebevolles Verständnis und ihre Hilfe beim Erstellen des Manuskripts; Stephen Bradley für die Fotos, Lee Valkenaar für die Fotografien der Riesenquarzkristalle. Ondrea Cagan half mir beim Aufnehmen und Weiterleiten geistiger Eingebungen, von ihr erfuhr ich auch Wichtiges über die Meister-Kristalle. Gary Fleck und Ingrid Ramenau gaben mir Rat zum Thema Kristallstrukturen. Lafe Harrower stellte sich als Modell für die Kristall-Legemuster zur Verfügung. Diane und Twila Mattsson unterstützten mich mit ihrer bedingungslosen Liebe; Orion, Serenelle und die Freunde mit ihrer Anwesenheit. Sananda Ra half, ermutigte, inspirierte; Simran sei Dank dafür, daß er seine Mutter mit allen Menschen geteilt hat. Besonders danke ich auch Barbara Somerfield für ihre ausdauernde Unterstützung, die Herausgebertätigkeit und die Publikation dieses Buches.